华西第二医院

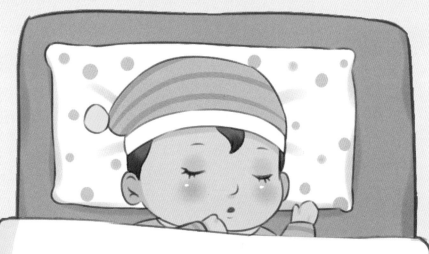

Baoma Jieyou Shouce

宝妈解忧手册

儿科系列科普①

《华西妇儿医学·儿科系列科普》编委会

四川大学出版社

项目策划：王　军　龚娇梅
特邀编辑：沈靖雅
责任编辑：龚娇梅
责任校对：蒋　玙
封面设计：青于蓝
责任印制：王　炜

图书在版编目（CIP）数据

华西第二医院宝妈解忧手册：儿科系列科普．① /
《华西妇儿医学・儿科系列科普》编委会主编．— 成都：
四川大学出版社，2019.3
　ISBN 978-7-5690-3255-0

　Ⅰ．①华… Ⅱ．①华… Ⅲ．①小儿疾病－常见病－诊
疗－手册 Ⅳ．① R72-62

中国版本图书馆 CIP 数据核字 (2019) 第 272898 号

书名	华西第二医院 宝妈解忧手册 儿科系列科普 ①
	HUAXIDIERYIYUAN BAOMAJIEYOUSHOUCE ERKEXILIEKEPU ①
主　编	《华西妇儿医学・儿科系列科普》编委会
出　版	四川大学出版社
地　址	成都市一环路南一段 24 号（610065）
发　行	四川大学出版社
书　号	ISBN 978-7-5690-3255-0
插　画	墨创文化　罗夏楠
印前制作	四川胜翔数码印务设计有限公司
印　刷	成都市金雅迪彩色印刷有限公司
成品尺寸	156mm×236mm
印　张	9
字　数	113 千字
版　次	2019 年 12 月第 1 版
印　次	2019 年 12 月第 1 次印刷
定　价	39.00 元

扫码加入读者圈

◆ 读者邮购本书，请与本社发行科联系。
　电话：(028)85408408/(028)85401670/
　(028)86408023　邮政编码：610065
◆ 本社图书如有印装质量问题，请寄回出版社调换。
◆ 网址：http://press.scu.edu.cn

四川大学出版社
微信公众号

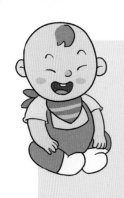

序

　　儿童健康一直是每个家庭热切关注的焦点问题，随着社会的发展、为人父母者素质不断提高，家长在儿童的健康成长过程中更加注重科学性，从对儿童生理健康方面的重视，扩展到智力的早期开发，再到如今对儿童个性、情绪方面发展的积极管理和促进。越来越多的父母已深刻认识到，孩子的健康成长，是父母和孩子一起成长的过程，对于父母而言，这一过程不仅仅依赖于无私广博的母爱父爱，同时也需要不断地学习。

　　为此，四川大学华西第二医院组织一批临床一线、妇幼护理领域的知名专家编写了这套丛书，本次出版的《华西第二医院　宝妈解忧手册 儿科系列科普①》从儿童的健康出发，给出儿童成长过程中科学的建议和措施，并针对老百姓普遍关心的儿童健康问题提供解答，内容简练实用，通俗易懂，集科学性、知识性、实用性、趣味性于一体，帮助家长了解儿童成长过程相关知识，增强风险意识。书中的作者都是华西儿科的专家，其中也不乏宝妈宝爸，在儿童身心健康及管理方面能为大家提供科学、专业和实操性较强的指导。

　　本丛书以通俗易懂的语言描述了儿童疾病的来源，对为什么会发生、如何应对儿童常见疾病等进行了相应的讲解，为如何把握孩子成长过程中的关键时期提供了良好建议。希望这套书的出版能够为大众了解儿童生长发育及疾病相关知识提供直接帮助。

王素霞

2019年9月6日

前　言

　　科普文章的撰写是一件困难的事，妇幼科普文章的创作更是难上加难。

　　难在哪里？

　　术业有专攻。百姓希望获得的医学常识应该是权威下的直白，逻辑清晰下的说服力。育儿科普甚逾其上，还要兼具趣味和暖性场景。每一篇好的育儿科普文章都得来不易。

　　育儿经是一本难念的经。没有哪位初为人母的妈妈不看育儿书籍，也没有哪位妈妈完全比照书本把孩子抚养长大。虽然每个母亲都有通过自己的苦累换来的育儿经验，但寻找规律进行普及，发现科学方法予以放大，这还是儿科工作者该做的事情。

　　随着国家"二孩政策"的全面放开，儿科医生面临着前所未有的窘境。一方面是社会需求的大幅增加，另一方面是儿科医生的严重短缺。医生接触每一个孩子的时间和精力都是有限的，但将预防保健知识予以规范性传播，是华西这样的"国家队"该做的事情。2017年起，华西第二医院聚全院之力，全面打造科普宣传阵地，充分利用医院强大的互联网+资源，通过微信订阅号、服务号、微博、院刊等多种形式向社会推出了一大批育儿科普文章，深受老百姓的喜欢和信任。

　　《华西妇儿医学·儿科系列科普》读本的编撰工作，集结了来自我院十三个儿科科室的教授、副教授、主治医生与临床营养科专家，由经验丰富的临床主任、副主任医师组成审核团队；经医院宣传统战部与四川大学出版社协力，历经数月，终于完成。《华西第二医院 宝妈解忧手册 儿科系列科普》丛书从儿童营养、儿童保健以及儿童疾病防治三个方面，将儿童生长发育、儿童喂养、疾病预防以及疾病诊治进行系统化连接，形成多方位的内容矩阵，使多个垂直细分的学科内容恰当地衔接在一起。本系列丛书可作为宝宝家长的基础婴育书籍，由临床营养专家指导家长合理规划宝宝日常膳食，为特殊宝宝或生病时期宝宝的膳食均衡保驾护航；由儿童保健科专家引领家长做好宝宝的生长发育监测，及时了解宝宝各个阶段的发育情况；由儿科临床医生向家长科普儿童常见疾病，做好疾病的预防。以积极响应广大家长提升育儿素养的诉求为前提，我们希望本书能为大家提供更加科学有信的育儿知识，推助孩子的健康发展。

本书是四川大学华西第二医院系列科普的第一本，在接下来的系列中，我们将陆续对产科、妇科知识进行更细致有趣的讲解。我们将不断追求科学知识普及的创新，在应用研究、成果转化与推广应用等方面，营造以"健康中国"的发展需求为导向，产学研紧密合作打造科普品牌的新局面。

希望本书能够为众多家庭提供帮助，如有疏漏和不足，敬请读者提出宝贵意见，以便不断完善。

刘晴燕

2019年9月6日

目 录

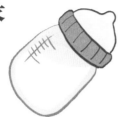

儿童营养篇

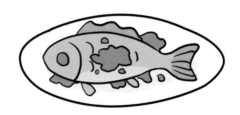

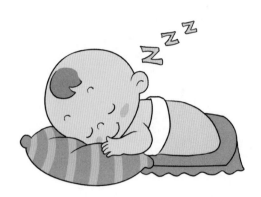

儿童保健篇

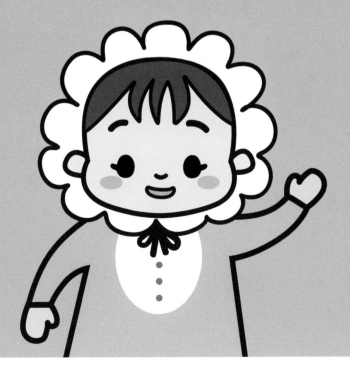

儿童营养篇

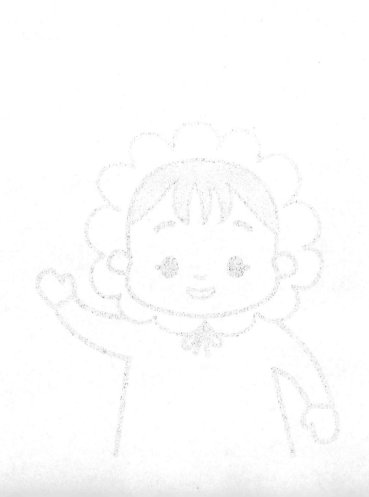

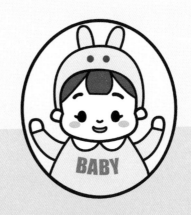

树立信心，
才能更好地坚持母乳喂养哦！

儿童保健科　熊菲

随着《母乳喂养促进策略指南（2018版）》的颁布，"母乳喂养最好"这一观念再次加重了其在各位家长心中的分量。现在的宝妈宝爸们想尽各种办法来实现母乳喂养的**"刚需"**，但仍然有许多宝妈面临母乳不足的现实。这其中有少部分确确实实是由于乳汁分泌不足或乳汁营养成分不能满足宝宝的生长需要，而大多数则是宝妈**喂养方式不当**，却被误以为母乳不足。所以要**正确解决"母乳不足"**，我们很有必要了解其中真正的原因。

1 合理母乳喂养是宝宝健康成长的保障

首先，我们来看看母乳充足的表现有哪些。

（1）宝宝吸奶时可听到比较连续的吞咽声（一般有效吃奶时间在半小时内）；

（2）宝宝每天小便至少6或7次；

（3）宝宝吃奶后有满足感，主动放开奶头，表情愉快；

（4）两次哺乳之间，宝宝感到很满足，表现出愉快的反应或能够安静睡眠；

（5）哺乳前乳房有充满感，哺乳时有下乳感，哺乳后乳房较柔软；

（6）宝宝体重增长满意。

可能部分宝妈宝爸们看了上述标准，会暗自嘀咕："要你说，我都懂！"

但在我们医生平常的门诊中，经常遇到一些宝妈宝爸到儿童保健科医生面前询问："我们宝宝边吃母乳边拉粑粑，睡觉总是扭来扭去，易惊醒……是不是没有吃饱啊！"在此，我们想说明的是，在评估母乳喂养是否充足的标准上，我们儿童保健科医生主要看重的是生长状况，说白了，就是只要宝宝体重、身长增长满意，其他问题都是小问题啦！

2 如果母乳喂养出现以下状况，我们就应该引起重视了！

（1）在没有其他疾病的影响下，即使使用了正确的喂养方式，宝宝仍然出现体重不增或增长缓慢的情况；

（2）在没有其他疾病的影响下，宝宝小便次数明显少，且量少；

（3）宝妈长时间感觉乳房空虚，喂奶前乳房不胀；

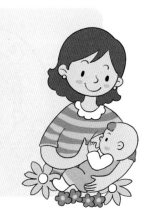

（4）宝宝常常表现出与其年龄不相适宜的吃奶时间过长，即使用力吸吮却听不到连续吞咽声，继而放开奶头又啼哭不止；

（5）宝宝可能出现喂养间隔时间过短，表现为常吃完奶不久就因饥饿而哭闹，来回转头寻找奶头。

有的宝妈宝爸看到这里，心都要跳到嗓子眼了："糟了，我娃就是这样！"先不要紧张，这其中只有部分是由于乳汁分泌不足、不能满足宝宝的生长需要引起的；宝妈心理压力太大、不正确的喂养方式也可能引起宝宝出现上述表现。所以我们就需要去寻找导致宝宝生长缓慢的原因，是喂养次数过少或过多，吸吮时间过短，喂养姿势不当，还是母亲营养问题、缺乏信心等。这些都需要儿童保健科医生综合分析后才能给出最合理的喂养建议。

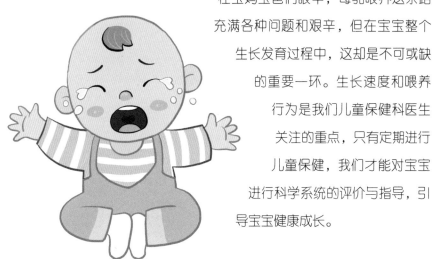

在宝妈宝爸们眼中，母乳喂养这条路充满各种问题和艰辛，但在宝宝整个生长发育过程中，这却是不可或缺的重要一环。生长速度和喂养行为是我们儿童保健科医生关注的重点，只有定期进行儿童保健，我们才能对宝宝进行科学系统的评价与指导，引导宝宝健康成长。

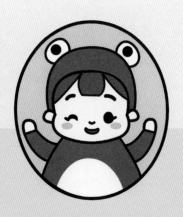

娃娃喝奶这些事，
看看你做对了没?

临床营养科　李心仪

　　牛奶中含有易于人体吸收利用的优质蛋白质、钙和其他丰富的营养素，对于大龄儿童和成年人来说都是很有营养的食物。由于牛奶蛋白质中酪蛋白和乳清蛋白的比例以及钙的含量都多于母乳，小奶娃的消化能力还不足以耐受，因此我们一般建议一岁以内的娃娃优先吃母乳，而不是喝纯牛奶。随着年龄的增长，大部分娃娃可以逐渐由母乳或者配方奶过渡到纯牛奶。

　　然而这一两年，关于娃娃喝牛奶这个事情，存在很多争议。从牛奶致癌的传闻，到羊奶的风靡，再到饮用牛奶可导致糖尿病、过敏、不耐受、燥火等传闻，都让家长们渐渐地对"喝牛奶"这件事充满了怀疑和警惕。

这些传闻到底是真的，还是空穴来风？本篇文章中，我们就从临床工作中遇到的"呼声最高"的三个问题入手，来给各位家长聊一聊娃娃喝牛奶这件事。

1 牛奶会致癌吗？

某些造谣文章中说牛奶所含有的酪蛋白能增加患癌风险，IGF-1（类胰岛素生长因子）也易导致患乳腺癌、前列腺癌的风险增加。然而真实的情况是，IGF-1和酪蛋白的致癌作用是建立在大量摄入奶及奶制品基础上的，各方面的相关研究也主要针对的是基本上餐餐都有各式各样乳及乳制品的欧美人群。对于我国的大部分人群，长期的饮食习惯导致我们摄入的乳及乳制品来源较单一，大部分人的乳类摄入量是没有达到需要量的。尤其对于正在长个子的儿童和青少年来讲，按照每天两杯牛奶（400~500ml）的乳类摄入量，是利大于弊的。我们大多数人吃都还没吃够，就担心吃多了会不会致癌，未免有点过于"未雨绸缪"了。

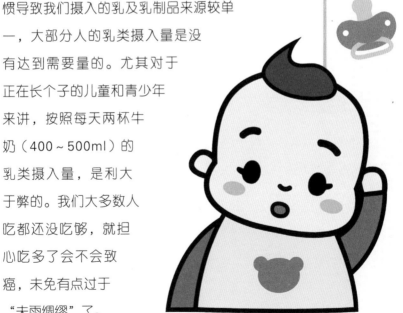

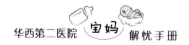

2 牛奶中的蛋白和乳糖可能导致娃娃得糖尿病？

国外的一项大型研究项目发现，如果儿童本身具有糖尿病相关基因、有糖尿病的家族史，那么过早或者过多摄入牛奶来源的蛋白质和乳糖可能会增加其1型糖尿病的发病风险。

同时也有研究表明，1型糖尿病的发病风险和超敏反应有关。也就是说，如果娃娃本身对纯牛奶存在轻微的过敏或不耐受，但是由于症状很轻被忽略了，长期的炎症反应、免疫复合物在体内的过多沉积，会导致娃娃罹患1型糖尿病的概率增加。对于这类娃娃，我们家长就需要尽早发现娃娃的症状，明确诊断，适时换用无乳糖或者水解蛋白的配方奶。

宝妈宝爸们需要注意，整体膳食结构不均衡也会导致娃娃患糖尿病的风险增高，比如过多地饮用牛奶使整体的能量摄入增加。吃多了，胖了，得糖尿病的概率也就大了。

所以，喝纯牛奶和得糖尿病的关系并不是一对一的。医生会针对娃娃个体

建议

存在糖尿病基因及家族史的娃娃可以晚一点开始饮用纯牛奶。一般来讲，我们认为6岁以后，按照我国膳食指南的推荐量（每日400~500ml）饮奶是安全的。

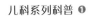

及家庭的不同情况指导家长正确选奶、合理饮奶，而不是把营养丰富的牛奶一竿子打死。

3 吃奶"燥火"？

都晓得娃娃要吃奶，但是有些娃娃吃了奶后可能会出现大便里面有奶瓣，发烧，起"火籽籽"，拉稀或者便秘等不良症状，于是有些爱娃心切的家长开始慌了："遭咯，我娃娃是不是吃奶上火，是不是吃奶不消化哦？"自作主张把娃娃的奶一下停了，几个月后，来营养科咨询我们："医生医生，我们娃娃咋个不长个子呢？"

4 娃娃喝牛奶后发生不良症状怎么办？

娃娃喝奶后若发生一些不良症状，首先要做的是咨询营养科医生，确定娃娃是不是有牛奶蛋白过敏、乳糖不耐受等问题，是否存在其他不恰当的喂养方式，而不是一来就自作主张地把奶断了。就算在中医的理论中，牛奶也只算是一种温性的食物，和上火是扯不到一起的哟！在门诊咨询中，我们也会遇到有些觉得娃娃吃啥子都上火、不消化的家长，作为医生我们只有嘱咐他们"佛系养娃"。

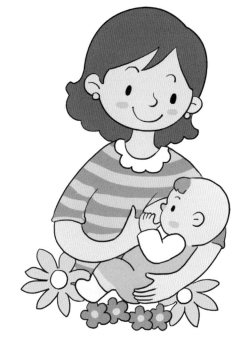

5 既然牛奶是安全的,那我们应该怎么给娃娃选奶、喂奶呢?

(1)0～6个月的娃娃,母乳永远都是上上之选,母乳中蛋白质的总含量虽然没有牛奶高,但是其乳清蛋白和酪蛋白的比例,是最容易被娃娃吸收的,同时母乳还含有乳铁蛋白和免疫球蛋白等帮助小奶娃建立免疫系统,所以这个年龄的娃娃莫得选,非要选的话就一定是母乳!母乳!母乳!

如果万不得已无法母乳喂养,可以给娃娃喝配方奶。宝妈宝爸们选择值得信赖的大品牌的配方奶就可以了,不要一味追求闻所未闻的国外代购奶粉,一是销售途径无法查证,二是适合外国宝宝的不见得适合我们中国的奶娃儿。

(2)6～12个月的娃娃,在逐渐添加辅食的基础上依然推荐母乳,同时,配方奶也是不错的"替补选手"。

(3)1～3岁的娃娃,奶在娃娃的整个膳食中比重开始下降,但是也要保证每天500ml左右奶的摄入。依然推荐这个年龄段的娃娃以配方奶或者母乳为主,一些牛奶制品(比如酸奶、奶酪)也可以适量地给娃娃添加。

(4)对于3岁以上的娃娃,家长们可以根据娃娃的耐受程度、习惯、喜好以及经济条件,在配方奶和纯牛奶中进行合理的选择,但应保证每天娃娃有400～500ml奶类的摄入量。

如果选择纯牛奶,优选普通奶或者低脂奶,在娃娃没有脂肪代谢问题或乳糖不耐受时,不选择脱脂奶或舒化奶;也不要担心娃娃缺钙而给娃娃选择高钙奶。

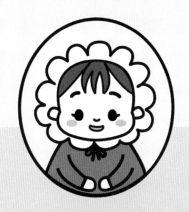

牛奶蛋白过敏不可小觑

儿童保健科 姬巧云

　　每一位爸爸妈妈都希望自家小宝宝是可爱又乖巧的"天使宝宝"，实际生活中，很多宝妈宝爸却遇到反复吐奶、腹泻、便血、便秘、长皮疹、爱异常哭闹的"恶魔宝宝"。爸爸妈妈很无奈，宝宝们也很痛苦，对此，医生有话要说："要对宝宝的牛奶过敏现象引起重视了哟。"

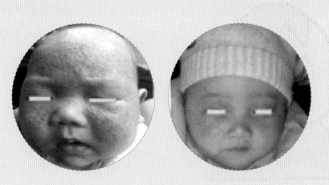

牛奶过敏的宝宝

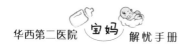

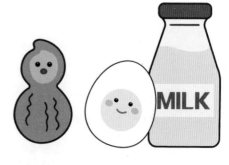

1 什么是过敏？

很多宝妈会咨询我们："我的宝宝之前吃奶粉都不过敏，没什么表现，为什么现在过敏了呢？"

过敏是人体对外来物质的"应答异常表现"，涉及免疫反应。刚出生的宝宝通过摄入食物（第一口奶是普通配方乳/母乳），身体中会产生对外来物质的应答产物，即过敏抵抗的抗体。当再次接触同一种外来物质（过敏原）的时候，身体就会出现过敏的体征（腹泻、便血、特应性皮炎等）。过敏的发生机制是蛋白质与抗体产生免疫反应，而食物中的蛋白质就是真正的过敏原。

外界同宝宝接触的所有物质对宝宝都具有抗原性（自身排他性）。因为个体的差异性及遗传因素不同，接触某种抗原的有害性大小也有区别。以摄入的食物为例，每种食物被摄入后，宝宝的身体都会通过免疫细胞对食物进行"安检"，一旦"安检"出食物（如牛奶、鸡蛋、花生等）中的蛋白质对自身有害，身体就会派出特警部队（特异性IgE及肥大细胞）去抓捕并防备它们；当宝宝再次

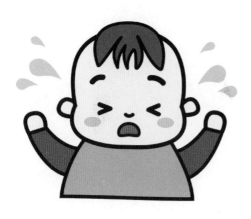

摄入过敏食物，特警部队就会抓住它们，并通过身体的一些表现（腹泻、呕吐、特应性皮炎等）发出警告——这是有害的物质。摄入过敏食物越多，宝宝身体的过敏反应也会越重，宝宝身体也会因此处于一种高警备状态。

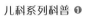

2 宝宝牛奶蛋白过敏有哪些表现？

与成年人不一样，宝宝牛奶过敏的有一部分症状并不典型，表现为疲劳、睡眠不好、烦躁、暴躁、易发脾气或具有侵略性。婴儿可能会出现不停哭闹的表现，牛奶蛋白过敏可引起婴幼儿严重的睡眠失调，表现为少睡、烦躁、间断夜间哭闹。典型表现为晚上易醒，约五六次，总的睡眠时间缩短，白天也经常哭闹。各种食物过敏的症状和表现详见下图。

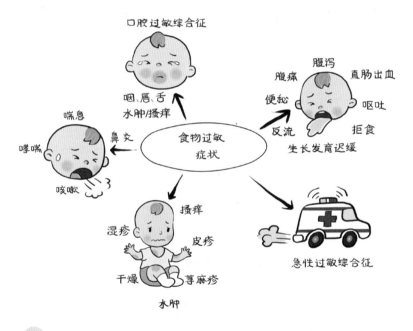

3 为什么婴幼儿容易过敏？

婴幼儿容易发生过敏的主要原因是其肠道屏障功能发育不成熟，免疫系统功能发育不完全。宝宝肠道黏膜细胞排列稀疏，不能完全阻挡大分子抗原进入血液，所以过敏原易进入血液引起过敏反

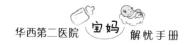

应。还有些宝宝由于其父母有过敏史，相应发生过敏的概率也比普通人要高。随着宝宝年龄的增长，肠道屏障逐渐发育成熟，机体免疫力增强，大约有75%的宝宝在3岁时就能耐受牛奶蛋白啦！

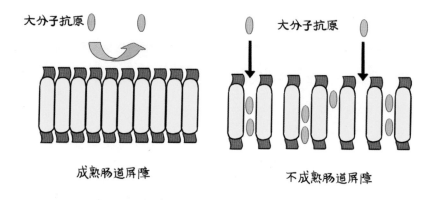

大分子抗原

大分子抗原

成熟肠道屏障

不成熟肠道屏障

4 婴幼儿常见的过敏原有哪些？

食物的过敏原性主要跟食物中蛋白质的成分和种类有关。最常见的易导致婴幼儿过敏的有牛奶、鸡蛋、大豆、小麦、花生/坚果等

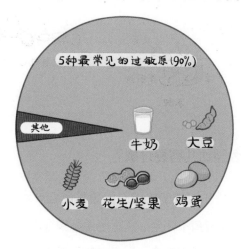

5种最常见的过敏原(90%)

其他

牛奶　大豆

小麦　花生/坚果　鸡蛋

最常见的易导致婴幼儿过敏的食物

5种食物。其中，因为市面上售卖的婴幼儿配方奶奶源主要是牛奶，因此宝宝在婴幼儿期最常接触的过敏原是牛奶蛋白，因为牛、羊同属于反刍动物，对牛奶蛋白过敏的宝宝也容易对羊奶过敏。

5 如何诊断宝宝存在牛奶蛋白过敏呢？

在医生的临床工作中，食物回避-激发试验是诊断牛奶蛋白过敏的金标准。

食物回避-激发试验：宝宝吃了含牛奶蛋白的食物之后症状加重，停止吃含牛奶蛋白的食物之后，症状就会减轻甚至消失，再次吃含牛奶蛋白的食物症状又会出现。此时基本可以确定宝宝对牛奶蛋白过敏了。

有的宝宝牛奶蛋白过敏症状表现不典型，但是只要宝宝反复发生相同症状，宝妈宝爸们就要想到牛奶蛋白过敏的可能。这需要家长们细心记录，在生活中仔细观察。

有些家长会问："是否需要做一些检查来确诊呢？"

其实，实验室检查如食物过敏原

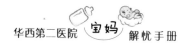
IgE、IgG抗体检测等都是作为参考的。牛奶蛋白过敏的诊断更应该重视宝宝的症状。

6 牛奶蛋白过敏有哪些危害?

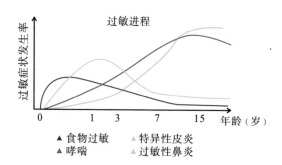

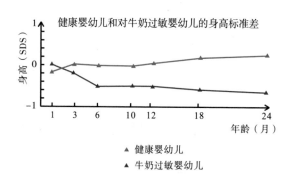

（1）对牛奶蛋白过敏的宝宝长大后发生哮喘、过敏性鼻炎和湿疹等过敏性疾病的比例较高，这种现象被称为"过敏进程"。过敏进程的发展如左图所示。

（2）牛奶蛋白过敏的宝宝生长速度减慢。牛奶蛋白过敏常发生在婴幼儿时期，而这个阶段正处于生长第一高峰期，此时宝宝如果因为牛奶过敏出现长期拒食、腹泻、呕吐、反流等消化系统症状，极其容易导致身高、体重增长速度减慢，甚至最终影响其成年身高。健康婴幼儿和对牛奶过敏婴幼儿的身体标准差如上图所示。

7 牛奶蛋白过敏能治好吗?

约55%的牛奶蛋白过敏婴儿，能于1岁内耐受牛奶；

75%以上能于3岁内耐受牛奶；

90%以上能于6岁内耐受牛奶。

8 牛奶蛋白过敏应如何治疗呢?

轻度牛奶蛋白过敏宝宝治疗的最重要环节是对过敏食物的回避，并主要应回避食物中的蛋白质成分。

轻中度牛奶蛋白过敏的宝宝首选深度水解配方替代治疗，深度水解是将食物中的蛋白质水解成短肽与氨基酸的形式，从而使其过敏原性变低。

重度牛奶蛋白过敏/不能耐受深度水解配方的宝宝首选氨基酸配方替代治疗，氨基酸配方中蛋白质被分解成无过敏性的独立氨基酸分子，对过敏宝宝是最安全的替代饮食。

适度水解配方由于其蛋白质分子水解程度较低，对于牛奶蛋白过敏宝宝无治疗作用，适用于有过敏风险但未出现过敏症状的宝宝。

牛奶蛋白过敏治疗时长建议为3~6个月，宝妈宝爸们可根据宝宝恢复情况按照临床医生指导更换调整配方。

9 母乳喂养的宝宝也会过敏吗?

有的宝妈宝爸就会问了，母乳喂养的宝宝，也会过敏吗？需要断母乳吗？

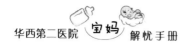
　　一般发生母乳过敏的情况多是因为宝妈自己食用易致宝宝过敏的食物，此时不需要立即停止母乳喂养，而是需要宝妈自己在饮食中回避相关食物（牛奶、鸡蛋、花生等），一般回避2周以后，宝宝的过敏症状就能得到缓解了。

　　除了牛奶、奶酪、奶油、冰淇淋等常见奶制品外，还有一些食品中也含有牛奶蛋白，妈妈们在选择食物时一定要仔细查看食品标签，避免不小心摄入牛奶蛋白诱发宝宝过敏。

　　哺乳期的妈妈们在回避了奶制品后，应注意钙剂、维生素A、维生素D的摄入，必要时进行额外补充。

　　母乳是人类进化了两亿年的产物，是妈妈为每个宝宝特别定制的珍贵礼物，对牛奶蛋白过敏宝宝来说也是一样的。所以，不到万不得已，不要轻易停止母乳喂养哦！

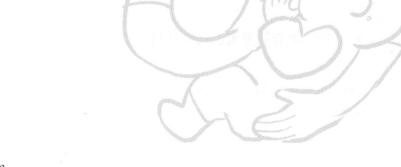

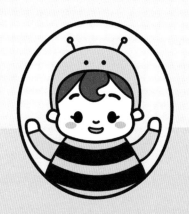

牛奶蛋白过敏的宝宝该怎么选奶?

临床营养科　李心仪

　　对于还没有添加辅食的娃娃来说,最常见的奶源无非就是母乳、牛奶蛋白来源的婴儿配方奶及羊奶蛋白来源的婴儿配方奶。

　　这三种奶之间,毋庸置疑, **母乳** 肯定是上上之选,但是对于那些因为各种特殊情况不能吃到母乳的娃娃来说,就可以根据情况选择 **牛奶** 或 **羊奶** 。

　　不少宝妈因为家里有了个牛奶蛋白过敏的娃娃,操碎了心。本篇文章,我们就来聊一聊牛奶蛋白过敏的娃娃该不该喝奶、该喝什么奶。

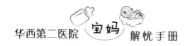

首先，我们来讲讲导致过敏的元凶——牛奶蛋白！

前面几位老师已经讲了，人体进食的蛋白质，要经过消化过程转变为小分子肽和氨基酸，然后才能被人体吸收。而导致宝宝过敏的过敏原就是整个的蛋白质，如果我们将配方奶中的整个蛋白质预先消化为小分子肽甚至氨基酸，就可以有效地缓解牛奶蛋白引起的过敏症状。

现在我们来看看市面上几类针对牛奶蛋白过敏宝宝的配方奶中的蛋白质来源：

❀ 部分水解配方奶：整蛋白+少量肽类；

❀ 深度水解配方奶：肽类（+少量游离氨基酸）；

❀ 氨基酸配方奶：游离氨基酸。

打个比方：

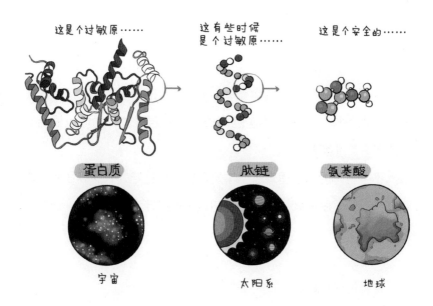

以上几种配方奶随着蛋白质的水解程度增高，可用于程度越严重的牛奶蛋白过敏儿童，当然价格也越来越高。市面上纷繁复杂的配方奶产品广告和各种言论往往会令家长们产生一些误解和疑问，现在我们就来为大家一一解答。

1 深度水解配方奶和氨基酸配方奶会不会导致娃娃营养不良？

答案是，不会！

不信？我们来看看下面这张表：

某品牌深度水解配方奶、氨基酸配方奶及普通配方奶营养成分分析

营养成分	普通配方奶	深度水解配方奶	氨基酸配方奶
能量（kcal/100ml）	67	65	70
蛋白质（g/100ml）	1.3	1.7	2.0
碳水化合物（g/100ml）	7.4	7.3	7.8
脂肪（g/100ml）	3.6	3.4	3.4
钙（mg/100ml）	49.5	40	57

怎么样？是不是基本一模一样呢？

其实很好理解，针对牛奶蛋白过敏宝宝的配方奶相对于普通奶粉的唯一区别就是蛋白质的存在形式而已。

牛奶蛋白过敏的宝宝将整个的蛋白质分子当成外敌，没办法自行消化，而这些特殊的配方奶便将整个蛋白质分解消化的部分提前完成，过敏宝宝们只需要直接吸收即可，不易引起过敏反应。无论是水解奶粉，还是普通奶粉，蛋白质最终都是以氨基酸的形式被利用的，营养价值完全一样。相反，如果我们因担心水解奶粉营养成分较差而继续喂宝宝们普通奶粉或干脆停奶，那才真是不仅丢了西瓜，连芝麻都没捡到。

3 为牛奶蛋白过敏宝宝选择奶粉需要忌讳乳糖吗？

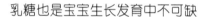

　　乳糖也是宝宝生长发育中不可缺少的营养物质，其在婴儿早期大脑发育中起着重要作用，当然不可随随便便地回避掉。牛奶蛋白过敏宝宝本身是不存在乳糖不耐受这一问题的，但是确实存在有些牛奶蛋白过敏的宝宝合并有乳糖不耐受的情况。那么我们就需要选择不含乳糖的水解奶粉。而有些宝宝并不存在乳糖不耐受的问题，则不需要进行回避。

4 羊奶粉可以解决牛奶蛋白过敏的问题吗？

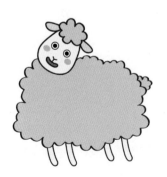

　　羊奶蛋白相对于牛奶蛋白的优势在于酪蛋白所占比例更少，乳清蛋白所占比例更高。由于乳清蛋白比酪蛋白更易消化，致敏性较低，对于少数过敏程度极低的宝宝，确实可以在一定程度上缓解症状，但是羊奶粉中的蛋白质依然是整蛋白，无法从根本上解决过敏的问题。

5 我家宝宝过敏症状很轻，听说水解奶粉不好吃，可以继续吃整蛋白奶粉吗？

当然不可以！

如果不回避过敏食物的话，即使过敏症状很轻甚至没有，但体内也会有免疫复合物蓄积。时间一长，可能会导致一些疾病的发生哟！更何况，试都没有试，怎么知道宝宝就不爱吃呢？

家长们到底该如何做选择呢？

其实过程没有那么纠结，只需要看懂下面这张图就可以了。

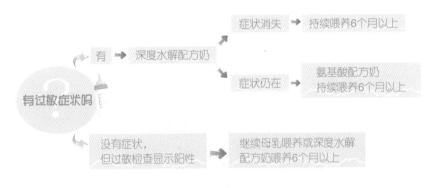

牛奶蛋白过敏宝宝的选奶喂养策略（6个月前）

6 宝妈们可能又要问了，6个月以后呢？

6个月以后可以尝试着换用稍低水解程度的配方奶进行尝试：比如原来吃氨基酸配方奶的宝宝可以试试深度水解配方奶，原来吃深度水解配方奶的宝宝可以试试整蛋白配方奶，如果宝宝没有过敏症

温馨提示

如果各位宝妈宝爸还有疑问，欢迎来临床营养科获取更专业的帮助！

状，且复查过敏程度减轻或者消失，则可继续按新奶粉喂养，如果依然有症状，则退回原奶粉再喂养6个月以上。

现在各位宝妈宝爸知道了吗？面对牛奶蛋白过敏，宝宝最需要的是宝妈宝爸科学的喂养，而且我们现在已经有了很成熟的对策，宝妈宝爸们不需要太过紧张焦虑。况且，随着长大，大部分过敏宝宝的过敏症状会逐渐好转哦！

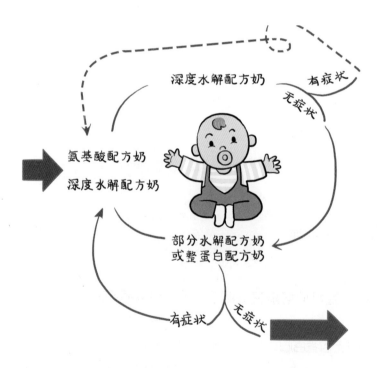

牛奶蛋白过敏宝宝的选奶喂养策略（6个月后）

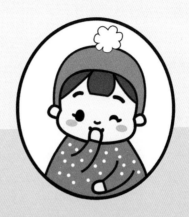

儿童容易缺乏哪些营养素?

儿童保健科　熊菲

1 什么是营养素?

食物中可给人体提供能量、机体构成成分和组织修复以及生理调节功能的化学成分。凡是能维持人体健康以及提供生长、发育和劳动所需要的各种物质都称为营养素。

2 不同食物所含的营养素不同

（1）含蛋白质较多的食物。

动物性食物中蛋类（鸡、鸭、鹅、鹌鹑蛋）、瘦肉（猪、羊、牛、家禽肉等）、乳类（母乳、羊乳、牛乳）、鱼类（淡水及海水鱼）、虾（淡水及海水虾）等蛋白质含量丰富。植物性食物中黄豆、蚕豆、花生、核桃、瓜子等蛋白质含量较高，米、麦中也有少量的蛋白质。

（2）含维生素较多的食物。

根茎类（地瓜、山芋等）蔬菜、水果（杏、李子、樱桃、山楂等）。蔬菜及水果中所含的胡萝卜素，即维生素A。

各种食物所含营养素参考表

碳水化合物	钙
谷类：米、面、玉米； 淀粉类：红薯、山芋、土豆、芋头、绿豆、豌豆； 糖类：葡萄糖、果糖、蔗糖、麦芽糖，还有水果、蔬菜	豆类、奶类、蛋黄、米糠、麦麸、花生、海带、紫菜等
磷	铁
粗粮、黄豆、蚕豆、花生、土豆、硬果类、肉、蛋、鱼、虾、奶类、肝脏等	肝脏中含铁最丰富，其次为血、心、肾、木耳、瘦肉、蛋、海带、紫菜、杏、桃、李等。谷类中也含有一定量的铁质
锌	硒
海带、奶类、蛋类、牡蛎、大豆、茄子、扁豆等	海产品、肝、肾、肉、大米等
脂肪	维生素B_1
动物油，如猪油；植物油，如橄榄油、菜油、花生油、豆油、芝麻油。肉类、蛋、黄豆等也含有脂肪	谷类、麦麸、糠皮、豆类、肝类、肉类、蛋类、乳类、水果、蔬菜等
维生素B_2	维生素C
肝、肾、蛋黄、酵母、牛奶、各种绿叶蔬菜（菠菜、雪里蕻、芹菜等）	新鲜蔬菜、水果和豆芽等
维生素D	叶酸
鱼肝油、蛋黄、牛奶及菌类、干菜	肝及绿叶蔬菜

3 中国儿童主要有什么营养素缺乏？

　　和世界其他发展中国家的儿童一样，铁、维生素A、碘是影响我国儿童健康的三种最易缺乏的微量营养素。中国的现状是：全社会、家庭都在纠结"缺锌、缺钙"或自认为自己的宝宝缺这缺那，盲目补充营养素。我国仍是发展中国家，人群铁缺乏和缺铁性贫血仍是比较严重的公共卫生问题，维生素A和碘缺乏可通过调整饮食结构或强化食物预防补充，只有铁缺乏比较难以防治。因引起铁缺乏的原因较多，大部分居民难以通过调整食物结构或强化食物预防。缺铁是世界范围内流行最广的缺乏症。世界卫生组织已列出缺铁性贫血是除结核病外耗资最大的一种疾病。

　　营养是儿童健康的基本保障，儿童体格发育状况可最直接、最简单地反映儿童营养状况。卫生部领导的2005年全国大规模的7岁以下儿童体格发育调查结果显示，我国儿童体格发育水平已接近或部分超过世界卫生组织标准，证实我国儿童体格生长水平已达到"史上最佳"，我国儿童营养状况已大大改善。

　　尽管如此，还是有1/4～1/3的儿童还常常处于"温饱"状态，或体重增长不足，特别是接近1岁的婴儿和2～3岁的幼儿。应该注意的是，导致这一现象的不是家庭经济问题，而是家长担心自己的孩子"消化不良""被食物卡住发生危险"，长期给儿童含水分较多的食物（如稀粥、汤类），使儿童咀嚼差，能量摄入不足，从而出现消瘦、体重不增或下降。一方面，能量是儿童生长发育所需要的最基本营养素，就如同我国民间的说法："人是铁、饭是钢。"另一方面，和所有事物一样，事事有度，各位家长也要注意自己孩子营养素摄入过量的问题，特别是产生高能量的食物的过多摄入。给

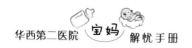

儿童食入过多含蛋白质的食物，不仅会影响谷类食物的摄入，还会增加儿童肾脏的负担，过多的油脂类食物又会产生过多的能量导致儿童超重和肥胖。因此，家长应按儿童不同的生长时期给孩子选择适当、平衡的膳食。只要保证膳食平衡，食物种类多样化，儿童发生营养素缺乏的可能性将大大减小。

 4 营养素缺乏都可以检测吗？

目前，医学技术的发展使大多数营养素缺乏的检测成功开展，但受体内代谢调节等影响，目前仍有少数几种营养素缺乏缺少可靠的检测方法，如钙、锌等。

在我们的临床工作中，家长常常会主动要求定期给儿童抽血检查微量营养素。实际上，不同的营养素缺乏会有不同的临床表现，如维生素D缺乏、维生素A缺乏、铁缺乏、碘缺乏等就有不同表现。医生将根据儿童是否有高危因素和疾病的临床表现做出初步判断，再结合实验室检查进行评估和诊断，家长完全不必给儿童定期抽血检查微量营养素。

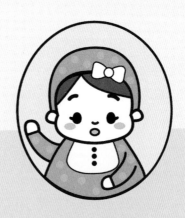

宝宝的钙，
你可能没补对哦！

临床营养科　吴晓娜

补钙乱象

✕ 补钙越多越好。

钙对宝宝骨骼发育很重要，但并非多多益善。过多钙摄入会影响宝宝的消化功能，导致便秘，引起肾结石……

✕ 喝骨肉汤补钙。

这是最常见的补钙误区，你中招了吗？买1kg肉骨头加2kg水在高压锅里煲1小时，只能炖出10mg可被人体吸收的钙离子。算一算，补200mg钙需要喝几百碗骨头汤？因此，靠骨头汤补钙是不靠谱的。而且骨头汤的脂肪和嘌呤含量高，会增加宝宝的胃肠和肾脏负担。

宝妈们总担心自己的宝宝缺钙，输在了起跑线上，再加上无处不在的广告变着花样地推波助澜，于是就出现了各种补，以及随之而来的各种错。

那自家宝宝到底需不需要补钙？补什么钙好？怎样补才科学可靠呢？

1 宝宝每天到底需要多少钙？

🌸 0～6月龄：每天200mg。

🌸 7～12月龄：每天250mg。

🌸 1～3岁：每天600mg。

2 这些钙主要从哪里来呢？

不同奶类含钙量有区别吗？

🌸 母乳：35mg/100ml。

🌸 配方奶：40mg/100ml。

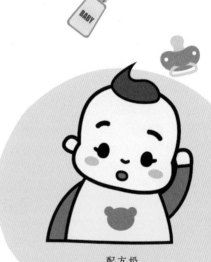

配方奶

温馨提示

和钙比起来，补充维生素D更重要！

3 怎样才能获得充足的钙呢？

不同年龄的宝宝有不同的钙需求量，且根据喂养方式的不同，奶量上也存在差异。

（1）0～6月龄：200mg。相当于母乳600ml或配方奶500ml。

（2）7～12月龄：250mg。相当于母乳700ml或配方奶600ml。

（3）1～3岁：600mg。应首先保证每天摄入母乳600～800ml或配方奶400～500ml；然后再吃一些钙含量丰富的食物，如虾皮、奶酪、豆制品、海带、紫菜、芝麻等。

由此可见，只要保证充足的奶量（母乳或配方奶），合理选择食物，宝宝就不会缺钙，也没有必要乱补钙。如果不缺钙又去补钙，则可能会导致钙过量，轻则加重肾脏负担，重则对健康造成危害，同时也会影响其他矿物质（如铁、锌）的吸收。

维生素D和钙是一对好朋友。有了维生素D，钙才能更好地被吸收和发挥作用，宝宝每天至少需要400IU的维生素D。但维生素D在母乳和日常食物中的含量较少，很多宝宝缺钙症状的出现，多数是由于维生素D摄入不足造成的。因此，对纯母乳喂养的宝宝，应每天补充维生素D制剂400IU；而使用配方奶喂养的宝宝，宝妈们可以根据奶粉中添加的维生素D含量，算算宝宝每天的饮奶量中维生素D是否摄入充足，如不够，就应该积极地给宝宝补充，这样才能让宝宝获得充足的钙，茁壮成长。

温馨提示

IU（国际单位，international unite），指生物效价单位。

当然，对早产儿、肥胖或奶摄入量不足的宝宝，就需要根据实际情况补充钙剂了。该补多少剂量，建议咨询营养科医生。

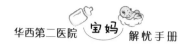

4 对确实需要补钙的宝宝，应怎样选钙剂呢？

首先，我们要先科普一下钙剂的分类。

根据钙的来源，钙剂主要分为无机钙和有机钙两大类。

第一类——无机钙。 主要以动物或鱼类鳞骨、珍珠壳、贝壳或碳酸钙矿石为原料加工而成，如碳酸钙、氯化钙、氢氧化钙等。这类钙含量高，溶解度相对较低，较难吸收，可能会影响消化功能，引起便秘、食欲不振、胃疼。价格也相对便宜。

第二类——有机钙。 主要有乳酸钙、葡萄糖酸钙、马来酸钙、枸橼酸钙等。这类钙剂对胃肠道刺激性较小，溶解度相对较高，较易吸收，但含钙量相对较低。价格相对较高。

由于婴幼儿胃肠道发育不够成熟，一般建议给宝宝服用有机钙，选择口服液、咀嚼片或冲剂等味道较好的钙剂，这样便于宝宝接受和服用。

5 "补钙的正确方式"大公开

（1）分次少量补充比一次大剂量补充效果好。

（2）哺乳后或喂完牛奶后1~1.5小时再服用吸收更好。

（3）如果采用每日1次的补充方法，临睡前服用补钙效果最好。

（4）补钙同时也别忘补充维生素D！（维生素D的补充及作用划重点）

关于维生素D补充剂，家长们也有很多选择，目前维生素D补充剂有单纯维生素D补充剂和复合维生素D补充剂。妈妈可以根据自己习惯用的品牌和宝宝的需求来做选择。

此外，对添加了辅食的宝宝，平时可以适当选择一些维生素D含量较多的食物，如三文鱼、沙丁鱼、香菇等。

（5）补钙别忘了晒太阳！

日光浴也是补充维生素D的好方法。上午10—11点是日光浴的最佳时机，以每次10~30分钟为宜。但要注意，进行日光浴时应避免阳光直射入宝宝眼睛，也不能隔着玻璃进行照射，这样会使维生素D合成量大大降低。

蔬菜中的钙你会用吗？

一些蔬菜含钙丰富，如菠菜，但其草酸含量也较高，草酸可与钙形成不溶性草酸钙而影响钙的吸收。怎样才能增加蔬菜中钙的吸收呢？

答案就是——焯水。

菠菜焯水以去掉其中大部分草酸，增加蔬菜中钙的吸收。

怎么样？宝宝补钙技能你get（学会）了吗？

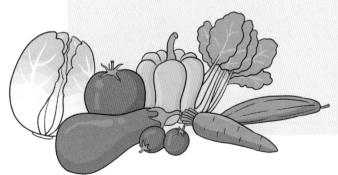

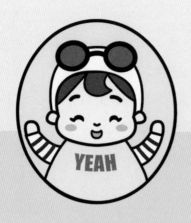

宝宝维生素D
补充大解秘

儿童保健科　陈蝶

"医生，我们宝宝到底要不要补维生素D嘛？"

"维生素D补多了得不得遭中毒哦？"

"我娃儿这么大了都还要补这些哇？这个要补到好多岁哟？"

每天都要面对家长们抛出的关于维生素D的众多问题，医生也是很头疼，今天我们就来探索一下维生素D到底应该怎么补。

1 哪些人容易缺乏维生素 D？

人体维生素D主要来源于皮肤的光照合成，日常生活中来源于食物的很少。维生素D的缺乏主要发生在日光照射不足、缺乏食物来源及需求量增加的人群中，具体来说，以下几类人群需要**警惕**！

（1）早产或双胞胎、处在生长高峰期的婴幼儿、青春期儿童等；

（2）妊娠期、哺乳期女性；

（3）家中或养老院里长期足不出户的老年人；

（4）高纬度、多阴雨、少阳光地区（比如成都）的人群；

（5）长期室内工作者、"昼伏夜出"的夜班人员、不爱出门的宅男宅女们；

（6）皮肤黝黑影响维生素D合成者；

（7）有胃肠道以及肝、肾疾病的人群；

（8）长期摄入影响维生素D、钙、磷代谢药物（如糖皮质激素等）的人群。

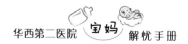

2 维生素 D 的魅力

在儿童生长发育的过程中，唯独维生素D是几乎全球各个国家的儿科医生都建议补充的。

温馨提示

我们发现，大部分婴儿的夜惊、多汗都与照顾不当有关，而不是真正的维生素D缺乏哟！

很多新手宝妈大概会吃惊了，维生素D有那么重要?

采取这一措施主要是因为维生素D缺乏易引起体内钙、磷代谢紊乱，影响骨骼正常生长。最新研究显示，维生素D还和机体免疫功能及细胞分化等有关。反正一句话就是，维生素D对生长发育至关重要!

缺乏维生素D时，不同年龄儿童有不同的临床表现，如3个月以内的宝宝在缺乏早期可能表现为与护理无关的烦躁、夜惊、多汗等，还容易出现头部在枕上摩擦形成"枕秃"等。看到这里，大部分妈妈是不是在想："咦! 遭了，我幺儿就是这种情况!"宝妈们别急，请接着往下读……

"枕秃"也不一定就是佝偻病，更大一部分是因为婴儿头部活动范围扩大，平躺时左摇右摆摩擦造成的。若婴儿生长快，又没有摄入足够的维生素D，则可能引起骨骼改变，最熟悉的就是我们常说的方颅、鸡胸、腿部畸形等，此时若不及时干预治疗，对今后的生长发育就会产生影响。相反，如果我们发现越早，留下后遗症的可能性就越小哟!

3 重点来了! 如何预防维生素 D 缺乏?

（1）多晒太阳。

多晒太阳可是预防维生素D缺乏佝偻病 **性价比最高** 的措施了。

不过晒太阳也要考虑到季节、气候、地区，以及宝宝肤色等特点进行。在阳光充足的地区，平均户外活动时间每天应至少在1~2h，才能够预防维生素D的缺乏。6个月以内的小婴儿应避免强烈阳光直射，以免皮肤损伤。

（2）直接补充。

新生儿应在出生后数天就开始补充维生素D，每天约400IU；早产、低出生体重儿及双胎儿更需要补充剂量较大的维生素D，至少每天800~1000IU。宝妈宝爸们应注意，生活在日照少的地区或不喜欢晒太阳的人群，补充上述剂量常常是不足的，每日需要额外增加100~200IU才能"真的防得住"。

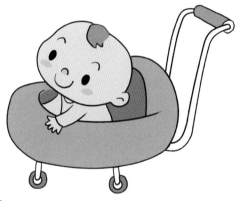

此处特别提醒各位宝妈宝爸，即使纯母乳喂养的宝宝也需要额外补充维生素D，因为一天分泌的乳汁中所含维生素D的量还不到100IU，很难满足宝宝的需要。而对于混合喂养的宝宝，虽然配方奶中都添加了维生素D，但不同品牌具体强化剂量有区别，多数是不够的，需要宝妈宝爸自行参照奶粉营养标签和宝宝每天奶量计算一下，如果不够，就试着用维生素D制剂补充吧！

4 敲黑板！维生素 D 补多了会不会中毒？

对于这个问题，我们先来看看2013年公布的《中国居民膳食营养素参考摄入量》中推荐的维生素D摄入量是多少吧！

年龄	推荐摄入量（IU/d）	可耐受最高摄入量（IU/d）
0~6月	400	800
6~12月	400	800
1~3岁	400	800
4~6岁	400	1200
7~10岁	400	1800
11~13岁	400	2000
14~17岁	400	2000
18~49岁	400	2000
50~64岁	400	2000
65~79岁	600	2000
80岁以上	600	2000
妊娠期（早期）	400	2000
妊娠期（中期）	400	2000
妊娠期（晚期）	400	2000
哺乳期	400	2000

《中国居民膳食营养素参考摄入量》（2013年版）告诉我们几件事：

（1）所有年龄段的人群，每天至少需要维生素D 400IU，随着年龄增大，摄入量和最高耐受量之间的安全范围区越来越大；

（2）不同性别之间没有需要量的差异；

（3）年龄越大，需要的维生素D越多；

（4）成年人（尤其是老人）因为吸收和转化不如孩子，对维生素D的需要反而更多；

（5）目前未见到常规剂量补充维生素D引发中毒的临床报道。

总结一下，由于母乳、食物提供的维生素D微乎其微，加上胃肠道吸收有限，远远达不到宝宝健康成长的需求。所以宝宝每天补充400IU的维生素D是妥妥的啦！

这下可以把心放肚子头了吧？

5　维生素 D 需要补到几岁？

关于这个问题，各国专家也是有话要讲……

美国儿科学会基于大量研究结果发现，不仅婴幼儿容易缺乏维生素D，大多数儿童与青少年也很缺，所以建议维生素D可以一直补

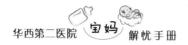

到青春期。

英国营养科学咨询委员会建议，不管是小孩还是大人，一生都可以补充维生素D。

《中国居民膳食营养素参考摄入量》（2013年版）建议2~18岁的孩子每天都应摄入维生素D 400IU。

由于各个国家和地区的纬度、光照不一，理性来说，"几岁"不是重点，关键在于是否能接受充足的光照。尽管今天人们已经知道维生素D主要来源于暴露于日光下的人体皮肤的合成作用，但在这个讲究"肤白貌美"的时代，大部分女性往往是稍有太阳就要打伞戴墨镜，有点阳光就要抹防晒霜。因此，女性已成为近年来维生素D更易缺乏的群体。所以我们建议，对于日照不充足地区的人群，根据不同年龄阶段，终身补充维生素D。

其实，相比于钙，维生素D的缺乏更容易被人们忽略！要知道，缺乏维生素D的补钙是没有灵魂的！看到这里，宝妈宝爸是不是好想来一颗维生素D压压惊？希望看完这篇小短文，各位宝妈宝爸再也不会忘记或犹豫给孩子补充维生素D啦！

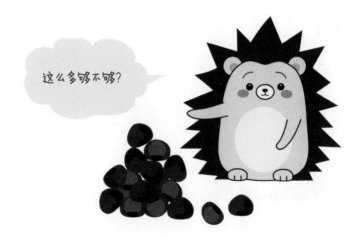

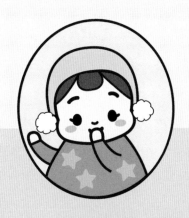

发烧了，孩子究竟能不能吃鸡蛋？

临床营养科　吴晓娜

华西第二医院日常小剧场

误区一："鸡蛋是发物，发热不能吃鸡蛋"

很多感冒发热的患者，吃完鸡蛋后感觉全身更热了。从此就有了这样的饮食禁忌：感冒了不能吃鸡蛋，吃了鸡蛋如同"火上浇油"，会加剧发热症状，不利于疾病恢复。

误区二："感冒发热期间不宜补充富含蛋白质的食物"

有些人认为蛋白质类的食物不利于消化，发热期间不宜食用，到疾病恢复后期才可以补充。

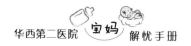

无论是科普书籍、报纸杂志，还是一些网站上都流行一种说法，即"发烧不能吃鸡蛋"。理由是"鸡蛋中蛋白质含量较高，发烧吃，易增加身体的基础代谢率，不但不能使体温降低，反而会增加身体热量，不利于病情的恢复"。

不少患者都对此怀有疑问，营养价值较高的鸡蛋，为什么会中枪呢？这次就由华西第二医院营养科为大家作出统一答复。

1 真相是这样的？

鸡蛋作为我们生活中最常见的营养食品之一，被谣言中伤，实在是委屈。吃鸡蛋发热的真正原因，其实是食物的热效应。食物热效应指由于进食食物而引起能量消耗额外增加的现象。产生热效应的不仅仅是鸡蛋，我们吃的所有食物，如米饭、肉类等都会产生热效应，只是含蛋白质多的食物产生的热效应较高一些。进食一个鸡蛋，其中的蛋白质能产生多少额外热量呢？12.8千卡。这种额外增加的热量对我们成年人体温的影响是微乎其微的，对宝宝的影响也不大。

通过上面的描述，我们就应该明白了，发烧时是可以吃鸡蛋的。而且，鸡蛋是发烧时适合食用的食物。

发烧时人体新陈代谢加快，身体中蛋白质分解加速，多喝水、多排尿、多排汗等可以帮助康复。但同时，这也使B族维生素和维生素C的排出量大大增加。服用各种药物后的药物代谢也需要消耗B族维生素。这时候，与禽畜肉相比，鸡蛋有如下优势：

（1）鸡蛋中的蛋白质在人体中利用率很高（98%）。

（2）蛋黄中含有丰富的卵磷脂、类固醇，有利于宝宝脑神经和视觉神经的发育。

（3）含丰富的钙、磷、铁、维生素A、维生素D、维生素E及B族维生素。

（4）每天1个鸡蛋不会给感冒病人的消化系统带来过多的负担（不用油煎、油炸的烹调方法）。

温馨提示

发烧几日，抵抗力下降，若一直未进食富含蛋白质和维生素的食物，反而会推迟康复！

2 哪些孩子要对吃鸡蛋说不呢?

（1）患过敏性疾病，如紫癜性肾炎等，在发病期禁止食用鸡蛋，以避免过敏或加重过敏症状。

（2）对鸡蛋过敏的宝宝。

鸡蛋营养吃法排行榜

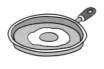
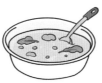
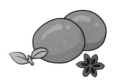

水煮蛋（推荐指数 ★★★★★）

蒸蛋（推荐指数 ★★★★★）

荷包蛋（推荐指数 ★★★★　）

鸡蛋汤（推荐指数 ★★★★　）

煎鸡蛋（推荐指数 ★★★　）

茶叶蛋（推荐指数 ★★　　）

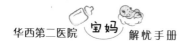

 3 **孩子发热时应该如何安排饮食?**

（1）发热期应以低盐、少油、清淡、半流质饮食或软食为好，少量多餐。

（2）1岁以上的孩子，应多供给新鲜蔬菜、水果，以补充维生素和矿物质。蔬菜以深色为佳，忌坚硬、含纤维素丰富、有刺激性的食物，如韭菜、芹菜、洋葱、大蒜等。

（3）水果的选择也应具备多样性，不能以"梨"为宠。

（4）适量食用鸡蛋、牛奶、禽畜肉及鱼虾等富含蛋白质易消化的食物。

（5）适量喝点排骨汤、鸡汤、鱼汤等，保证水分充足供给。但重点还是吃汤里的肉，喝汤为辅。

（6）对于病情较重或存在营养不良的宝宝，应及时咨询营养科医师，制订个体化的营养支持方案。

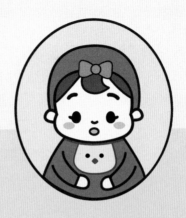

少量多餐对宝宝真的好吗?

儿童保健科 杨速飞

为了培养宝宝良好的饮食习惯,不少妈妈在喂养宝宝时都自发遵守"少量多餐"的原则,有的妈妈更提倡要"定时定量"。对于这个问题,儿童保健科医生有话说。

1 对于少量多餐的定义 什么是少量多餐

少量多餐是指每餐食物总量 **明显少于** 相应年龄正常人群,单位时间内进食次数 **明显多于** 相应年龄正常人群的进食方法。其中的"多于"是指超过同龄人平均食量或次数加上2倍标准差,"少于"是指低于同龄人平均食量或次数减去2倍标准差。不同人群食量可参照膳食营养素推荐摄入量进行计算。

2 少量多餐适用于所有宝宝吗?

少量多餐适用于消化能力低下(如早产、短肠综合征、年老体衰等)，吞咽困难(如腭裂易呛、管控吞咽的神经及肌肉疾病等)，因先天原因(如先天性心脏病等)导致体能很差、进食很累的婴幼儿，急性疾病期间胃肠功能减弱或紊乱需要减少每餐食物量者。

3 少量多餐对正常儿童的危害

正常婴幼儿不宜采用少量多餐的喂法，因为少量多餐会造成以下不利影响：

❀ 频繁进食容易造成宝宝就餐时胃内食物尚未排空的情况。如此一来，两餐之间胃得不到充分休息，长期如此，可引起胃的功能减弱。

❀ 频繁进食，容易造成宝宝就餐时没有饥饿感，对食物没有兴趣。长此以往，容易形成厌食，厌食形成以后逐渐形成挑食、偏食的不良习惯。婴幼儿表现出厌食以后，带养人也会容易形成劝食的喂

宝宝进食日记

日期：_____

宝宝爱吃的：

_____，_____，

小宝吃了 _____，

_____，_____，

小宝吃了 _____，

_____，_____，

小宝吃了……

总奶量：_____

辅食：_____次

食习惯，反过来又不断强化孩子的厌食行为，持续下去就是一个恶性循环，使进餐前后儿童和带养人的情绪都非常糟糕。长期情绪不好的儿童也容易出现生长发育不良的情况。

宝妈宝爸常常觉得自己饿了不要紧，到了宝宝那里，心疼都来不及，怎么能让宝宝饿？殊不知，就餐时婴幼儿没有饥饿感，持续下去就会造成孩子丧失主动找寻食物的能力，只能被动接受食物。这对于宝宝主动性行为的培养十分不利。带养人劝食成功以后会形成强迫孩子的习惯，长期如此则有可能培养出没有主动性的孩子……

❀ 此外，频繁进食的孩子由于进食的需要，每次睡眠持续时间短，频繁醒转造成睡眠质量不高，从而影响生长发育。

❀ 频繁喂食的带养人大多是不能正确认识婴儿能力、否定婴儿能力的家长，这种家长常常不给孩子面对问题、主动解决问题的机会。长期被否定的孩子锻炼机会几乎被剥夺，成长困难。

建议

少量多餐对正常婴幼儿的危害多，为了纠正这种不良进食方式，需要明确该怎样确定正常婴幼儿的食量和餐次，还需要了解按需哺乳和定时就餐这两个概念：

4个月以前婴儿要按需哺乳，4~5个月以后则要逐渐形成定时就餐的习惯。

妈妈心得

_____

_____

_____

_____

_____

_____

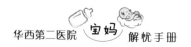
 4 **按需哺乳，正确识别宝宝的饥饿**

　　按需哺乳的核心内容是正确判断婴儿的进食需要。有人说，用手碰婴儿脸颊他转头找吃就是饿了，有的产科护理人员也这样教家长。实际上，这种判断方法是错误的。刚出生的婴儿就具备觅食反射，这种反射的表现就是当触碰婴儿脸颊时婴儿会转动头部用嘴来含住触碰脸的物品，到3~4个月大以后这种反射就会逐渐消退。觅食反射不是饥饿了才出现，而是随时都可引出的，把觅食反射当成饥饿来判断也是不明智的。那么问题来了，婴儿饥饿的时候会有哪些比较有特征的表现呢？

　　婴儿饥饿的表现是不碰脸的情况下会左右转头并出现要进食前的嘴型，且随着饥饿程度加重，左右转动的频率增加。

饥饿信号释放三部曲

一边左右转头一边发出哼哼唧唧的声音，

哼哼唧唧声变成轻微哭声，

出现大哭，直到哭哑嗓子。

　　还有一种判断宝宝是否饥饿的方法，是宝妈们在喂奶的时候观察婴儿吃奶是否认真且吸吮有力。真正饥饿的宝宝吃奶很认真且吸吮力量强，当他快吃饱了，吃奶力量会减弱。当婴儿一边吃一边玩或主动停止吸吮时，就要停止喂奶了。如果无疾病的婴儿吃几口奶就不认真吃了，反映的事实是判断饥饿出错，他没饿，所以不认真吃，以后遇到类似的表现就不需要喂奶了。

　　还有一种比较常见的错误判断就是以为婴儿哭了就是饿了，一遇到婴儿哭闹就直接喂奶。婴儿哭闹的原因很多，要加以区分，如尿布湿了难受、衣服太紧勒着了、穿盖太厚热着了、肠道不舒服、饥饿程度加重了等。宝妈宝爸不要一哭闹就喂奶，先把嘴堵住止哭，要加以区分再进行相应的处理。带养人区分处理好了，也就不一定要等到婴儿哭闹了才去处理，长期下去，婴儿也就会逐渐采用不同的方式表达相应的需求或不适。另外，如果宝妈宝爸们每次都等到婴儿哭闹了才做处理，持续这样下去，婴儿会形成直接用哭闹来表达的行为模式。

5　定时喂养的正确打开方式

　　定时喂养不是带养人凭想象规定就餐时间，而是根据婴幼儿的饥饿规律逐渐摸索出来的。每个宝宝的胃容量有差别，食量不同，消化吸收速度也不一样，每餐的间隔时间也就不同了。只要坚持在婴幼儿

给宝宝今天的
表现画 ♥

认真吃饭：

不挑食：

午睡：

拉便便：

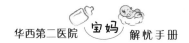

明显饥饿时才喂食，一段时间以后，进食时间就会基本固定下来，这才是相对科学的定时喂养方法。

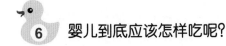

6 婴儿到底应该怎样吃呢？

按需哺乳也是有一定餐次的，每天究竟该吃几餐，这个问题也困惑了多数家长。宝宝在婴儿期时每天的餐次估计要依据奶量和胃容量进行计算，每千克体重奶量在120~140ml（肥胖儿及营养不良儿按同龄儿平均体重估算），全天总奶量不超过1000ml。

宝宝的胃容量将随年龄增长逐渐增大：

1个月胃容量为90~100ml，

3个月为120~140ml，

6个月为180~210ml，

1岁为200~250ml。

> 举个例子，3个月大的婴儿平均体重为6.4千克，全天奶总量则为6.4×130（每千克体重奶量）=832ml，餐次=832÷130（3个月胃容量）=6.4餐（6~7餐），其他月龄按此类推。

总之，少量多餐具有一定的适应证，不要滥用。为了克服少量多餐对正常婴幼儿的不利影响，宝妈宝爸们需要掌握准确判断饥饿的方法和技能，不要为了一口奶而忘记培养婴幼儿良好进食行为的重要性，一口奶只管一小会儿，行为却管终身。

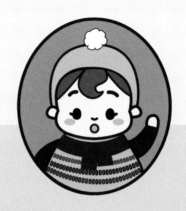

节日期间，宝宝饮食攻略

临床营养科　吴晓娜

　　春节，是中华民族最重要的传统节日。在这开心快乐、祥和幸福的团聚之日，聚餐是一项必不可少的活动。如何让孩子在节日里能

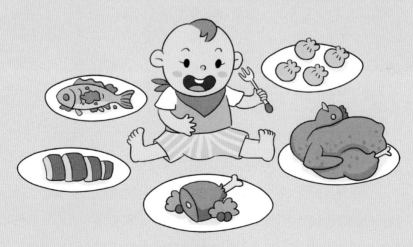

你妈喊你回家吃饭啦！

51

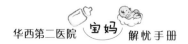
健康"营"绕呢？本篇就给宝妈宝爸们"摆一摆"节日期间孩子的饮食攻略。

1 回家吃饭，不频繁在外就餐

餐馆的饭菜往往油盐较重，过多的脂肪摄入会增加孩子的胃肠道负担，导致消化不良、腹泻等不良反应。所以，我们要尽量减少在外就餐的次数。在外就餐时，如发现菜肴油腻，也可以备一碗开水，涮去菜里过多的油和盐。

在外就餐小贴士

聚餐尽量安排在中午。

尽量不要点过于油腻的菜肴，如煎炸食品，含肥肉多的食品。

注意进餐顺序：主食（少许粗、杂粮）→蔬菜→肉类。

不暴饮暴食，尤其是晚餐更要注意节制。

2 就餐时喝什么饮料好？

吃好、喝好，进餐时饮料也少不了。面对五花八门的饮料，如茶水、果汁、豆奶类、碳酸类饮料等，究竟哪种更适合呢？

饮茶是中华民族的习惯，更是中华文化的象征，茶中含有降脂、抗肿瘤的物质，因而更受到广泛推崇。但茶里同样含有不利于营养素吸收的物质，如鞣酸、植酸，这些物质摄入过多会干扰矿物质如钙、铁、锌的吸收，因此不推荐孩子饮用，尤其是就餐时饮用。

商品化的果汁中往往添加了各种食品添加剂，含有大量的蔗糖、白砂糖，让我们在不经意间摄入过多的能量。碳酸饮料是一种充入二氧化碳气体的软饮料，虽然爽口，但其危害也不小。碳酸饮料中过多的气体会让胃肠胀气，影响进食；其中含有的较多的磷酸会导致龋齿、缺钙；而且也含有大量的糖类，一不小心就可导致能量摄入过多。

不提倡：

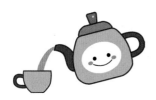 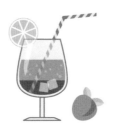 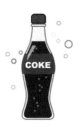

就餐时饮茶　　　　　　商品化的果汁　　　　　　碳酸饮料

提倡：

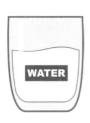 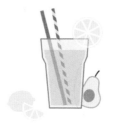 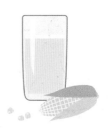

白开水　　　　　　鲜榨不加糖的果汁　　　　　　鲜榨玉米汁

在平淡中享受天然带给我们的健康和快乐！

3 少吃油炸类食物

面对香喷喷、酥脆的油炸食品，我们往往经不起诱惑。然而，油炸食物含有较多油脂，容易引起消化不良，长期吃可导致肥胖。最重要的是，油在高温条件下反复使用，不仅会产生损伤身体的自由基，更会形成有致癌作用的物质。美味的背后是"利剑"，我们要小心。

4 注意手和餐具卫生

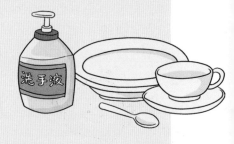

饭前洗手。饭前洗手可以有效减少手上的病菌，减少经手传播疾病的机会。

餐具选择有讲究。全家选择在外就餐时应尽量选信誉及就餐环境较好的餐馆，并注意检查餐具的卫生情况。

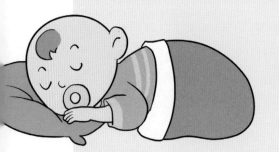

5 不要餐后就睡

吃完饭就睡，会导致胃肠消化功能下降，食物在肠胃中停留时间过长。这将影响消化功能的正常进行，而且容易引起营养堆积，导致发胖。但是，饭后也不能立刻进行剧烈活动，适当活动就好。

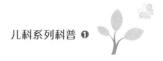

6 注意食物的合理搭配

在外就餐时，宝妈们要注意宝宝食物的摄入量和种类，不要因为好吃而过多摄入某些食物，引起消化不良。也不要因为玩而顾不上吃东西，造成营养摄入不足。最好能做到：

有粗有细、荤素搭配、不甜不咸、八九分饱。

宝宝食物推荐表
2～3岁幼儿各类食物每天摄入量建议（克/天）

✓ 谷类　85～100克	✓ 鸡蛋　1个
✓ 薯类　适量	✓ 鱼/禽/畜肉　50～70克
✓ 蔬菜　200～250克	✓ 大豆　5～15克
✓ 水果　100～150克	✓ 植物油　15～20克
✓ 乳制品　500毫升	✓ 食盐　＜2克

7 聪明地选择零食

在节日里，零食也是不可避免的诱惑。面对各种各样的零食，宝妈们应该怎样为宝宝合理选择呢？

推荐零食：

√ 水果和能生吃的新鲜蔬菜；

√ 奶类及奶制品、豆制品；

√ 谷类和薯类，如全麦面包、麦片、红薯等；

√ 磨碎的原味坚果，如花生、瓜子、核桃等。

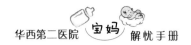

吃坚果一定要注意安全，最好磨碎了给孩子吃，不能给孩子吃整粒的花生、蚕豆类食物，以避免孩子误吸入气管引起紧急事件（窒息）。

不推荐零食：

× 油炸、高盐、高糖的食物，如薯片、爆米花、冰淇淋等；

× 含糖饮料，更不能用饮料代替饮用水；

× 果脯、果汁、果干、水果罐头；

× 烧烤类食物。

吃零食还要注意：

❀ 吃零食的量以不影响正餐为宜；

❀ 两餐之间可以吃少量零食，不能用零食代替正餐；

❀ 吃饭前、后30分钟内不宜吃零食；

❀ 不要边看电视边吃零食，也不要边玩边吃零食；

❀ 睡觉前30分钟不吃零食；

❀ 吃零食后要及时刷牙或漱口。

最后，恭祝大家：节日快乐，阖家幸福。

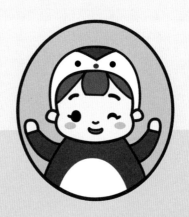

"胖娃娃"的减肥小魔法

临床营养科 何苗

1 正确区分"强壮"和"虚胖"

传统观念认为娃娃要胖点才身体好，事实上胖≠壮。胖娃娃肉嘟嘟，看着可爱，却存在许多健康问题。肥胖不仅影响生长发育，超重和肥胖儿童在学习能力、执行能力、心理健康等方面都存在一定的问题。儿童期肥胖还可能增加宝宝成年后肥胖、患心血管疾病的风险。

正确认识娃娃的体型是保证儿童健康成长的基础。国际上，2岁以上的儿童通常按照体质指数（BMI）（体重÷身高÷身高，kg/m²）所在各年龄阶段的百分位来简单评估营养状况。更精确的评价方式是通过定期监测身高、体重、头围等体格指标，绘制娃娃的生长曲线图。生长曲线图是最简单、直观、客观、科学的评价方法。家长不能单纯通过"肉眼观察"和"与隔壁家孩子比较"的方法来判断娃娃，这样常常会引起误解。通过生长发育曲线图中孩子对应的身高体重及身高体重百分比，家长们可以科学地对孩子的状况做出判断哟！

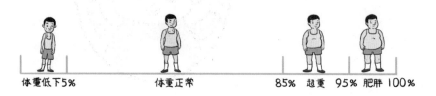

体重低下5%　　　　　体重正常　　　　　85% 超重 95% 肥胖 100%

按照BMI百分位对儿童体重进行评价

2　如何正确对待肥胖宝宝？

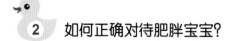

必须在保证正常生长发育的前提下减肥

0～1岁的宝宝不建议通过控制饮食进行减肥，但需避免过度喂养而增加未来肥胖的风险。掌握正确的喂养方法是避免过度喂养的首要条件，重点在于合理添加、制作辅食。

婴幼儿饮奶量和辅食添加次数分配如下：

不同年龄阶段饮奶量和辅食添加要点

年龄（月龄）	每日饮奶量（母乳/奶粉）	辅食添加
7~9	>600ml （母乳喂养4~6次）	2~3次
10~12	约600ml （母乳喂养3~4次/日）	2~3次
12~24	约500ml	与家人一起进餐，按需喂养
>24	300~400ml （配方奶粉/奶制品）	平衡膳食，均衡营养

给宝宝添加辅食的过程中，不能过早添加油、盐、糖等调味品，调味品添加一般在1岁以后。辅食添加的种类应该多样，以避免宝宝养成挑食、偏食等不良饮食习惯。

饮食口诀

- 定时
- 定点
- 高质量
- 搭配合理
- 充足的能量·蛋白质
- 富含各种微量营养素

对满足减肥条件（最佳条件是医生诊断为超重或肥胖病并且建议减肥）的儿童来说，应该在保证生长发育营养需求的基础上进行减肥，不能顾此失彼，适得其反。

3 在帮助宝宝减肥时，我们应该做什么？

（1）一日三餐必须要吃好。儿童期是生长发育的关键期，保证三餐的质量才能满足其基本营养需求。减肥儿童的饮食方案应在专业医生或营养师的指导下，根据儿童年龄、性别、肥胖程度进行制订和执行。合理的三餐应该定量、种类多样、色香味俱全。

（2）进餐时细嚼慢咽，拒绝狼吞虎咽。宝宝进食时应尽量保持专一性，细嚼慢咽，减缓进食速度，有助于刺激胃液分泌，使大脑及时接收并发出"饱腹感"信号，从而避免过量进食。同时家长应以身作则，避免养成吃饭看手机、看电视的不良习惯。

（3）避免吃过多大米、面粉类精细主食，尽量多摄入杂粮、蔬菜等低能量食物。精细主食加工过程中会丢失大部分膳食纤维、B族

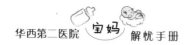
维生素，杂粮、蔬菜则富含膳食纤维和各类维生素，能增加饱腹感和改善便秘，有利于营养吸收。

（4）限制油炸、糖果、蜜饯、奶油等高热量食物的摄入量，适当选择健康的零食。

宝妈宝爸可以选择卫生、营养丰富的食物给宝宝当零食，如纯牛奶（酸奶）、豆浆、坚果、水果等。其余零食应少量，在两餐之间添加。过多零食不仅影响正餐食欲，同时无形中会增加全日的能量摄入。

（5）多喝白开水，学会对果汁、甜饮料说不。

每天少量多次、足量饮水。不喝或者少喝能量较高的甜饮料、冰淇淋、果汁（包括纯天然鲜榨果汁）等。

（6）每日食物要多样化，做不挑食、不偏食的好宝宝。

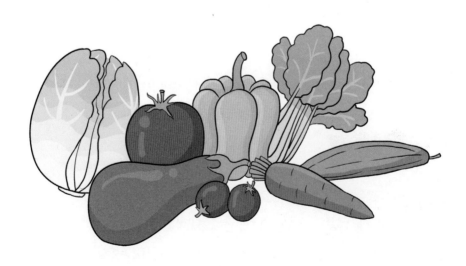

4 减肥应该循序渐进，不要盲目追求体重降低

儿童减肥一定要有耐心，千万不能心急，要循序渐进。每个肥胖的宝宝都应根据具体情况具体分析，逐渐减轻体重，在平时工作中，我们一般会根据不同儿童的情况做出如下建议：

温馨提示

减肥过程中应该定期评价儿童生长发育状况，切忌矫枉过正，导致营养不良。

（1）超重或轻度肥胖儿童：维持目前体重，随着身高的增加，胖娃逐渐"抽条"变瘦。

（2）快速生长期（婴儿期和青春期）儿童：减缓体重增加。

（3）青春期发育结束前，儿童每月体重减轻0.5~1kg较为合理。

（4）青春期发育结束后，可适当减轻体重，减重速度不宜过快，保持体重平稳下降，建议每月体重减轻1~2kg。

（5）减肥过程中应持续监测儿童生长发育情况，并及时进行调整。

5 动起来，甩掉肥肉成就健康

肥胖儿童体重大，心肺功能较差，每次运动强度不宜过强，循序渐进，长期坚持才是最重要的。应尽量做到：

（1）根据儿童的兴趣爱好，培养良好的运动习惯。

（2）运动形式尽量多样化、生动有趣。

（3）肥胖儿童以耐力和柔韧性训练为主。

（4）运动种类建议：快走、慢跑、球类、游泳、跳绳、骑自行车、健美操等优选。

（5）运动时间：每天应大于1小时，每周5次以上（刚开始运动时应根据孩子的耐受程度慢慢增加时间和强度）。

（6）运动的同时应养成良好的生活习惯：

每日屏幕时间应小于1小时，餐后拒绝"葛优躺"；保证充足的睡眠（每天大于8小时）。

6 树立正确的减肥观点，切忌矫枉过正！

减肥是为了让孩子更加健康地成长，减肥的同时，一方面应该鼓励孩子，不要加重娃娃的心理负担；另一方面应该引导其树立正确的减肥和审美观念，尤其是青春期，避免减肥过度引起消瘦、厌食等其他问题。

儿童保健篇

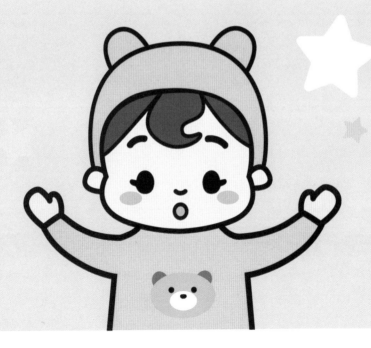

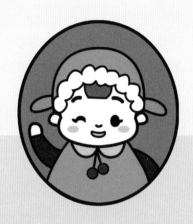

都羡慕别家宝宝的睡眠，
为什么我家宝宝是"睡渣"？

儿童保健科　卢游

春节期间，三个宝妈相约下午茶。

闹闹妈妈

终于把月子坐完了，瘦了10斤。

嚯哟！恭喜瘦身成功。但是你眼圈儿咋比熊猫还黑？

桃子妈妈

闹闹妈妈

我家那只"小恶魔"，除了"榨干"我的养分，还耗竭我的精力。每天哄他睡比登天还难，好不容易在怀里哄睡着了，一粘床就醒，睡不踏实，惊得很。我就一直把他盯到，红着眼眶熬夜，欲哭无泪啊！

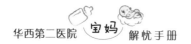
我给你说，苦日子还在后头。我家娃半岁了，每天晚上醒无数次，醒了就哭着找我，非要抱起来摇，摇睡了隔一个小时又来一次。我的老腰真受不了（绝望挣扎态）。

桃子妈妈

欣欣妈妈

你看你们娃儿好不省心，我娃从小就是睡神。现在三岁了，每天晚上张起嘴巴梦口水流起，噗鼾打得老响了，睡得香得很（沾沾自喜）。

　　每每聊到娃娃睡觉这个问题，那真是看尽人间辛酸血泪，几家欢喜几家愁。那些不到半岁就开始睡整夜觉的"天使宝宝"，都是别人家的娃。而自己家的永远是那个哄不睡、睡不实、醒得勤、闹得凶，让老母亲产后抑郁、全家精神崩溃的"绝世睡渣"。

　　闹闹妈妈和桃子妈妈的顾虑，真的就无药可救了？
　　欣欣妈妈的窃喜，真的一点问题都没有吗？

　　的确，睡眠的好坏因人而异。有的孩子天生就拥有优质睡眠，他们在出生后数周就对周围环境适应良好，昼夜规律建立快而精准，夜里哭闹少。

　　随着年龄增长，他们依旧能将婴儿期的睡眠习惯延续，一到点就能酣然沉睡。而有的所谓"睡渣"宝宝，任何打乱他们睡眠作息的情况都会让他们无法安睡。

解药：对这类看似让人头疼的"夜游神"，如果从小对他们的作息时间及睡眠习惯做正确的引导和调整，他们一样能成为优质睡眠宝宝。

为了让宝妈们在孩子错误睡眠习惯的萌芽阶段提高警惕，在其养成阶段予以正确指导，培养宝宝良好的睡眠习惯，让宝妈们消除顾虑，不再羡慕别人家的"睡神宝宝"，儿童保健科医生将带领家长们一起来探寻最适合自家宝宝的"睡神"养成方式。

 关注睡眠健康很重要！

有道是，一世人生半世枕。人的一生中，约1/3的时间都是在睡眠中度过的。睡眠对于成年人来讲，主要是消除疲倦，养精蓄锐，以待次日满血复活，砖都要多搬几块。在2岁以前，平均睡眠总时长约13个月，2~5岁的小朋友有约50%的时间在睡觉。因此，从睡眠时间上看，睡眠对儿童早期发展的意义不言而喻。

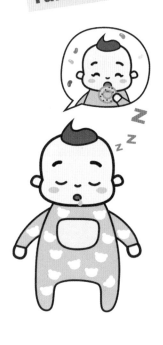

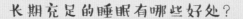

长期充足的睡眠有哪些好处？

❀ 有利于生长激素分泌。夜间睡眠，尤其是深度睡眠，可促进体格生长。

❀ 促进脑发育。对于学习、记忆有关神经突触的形成和维持有利。

❀ 减少情绪及行为问题，如烦躁、焦虑、抑郁、多动、交往问题等。

❀ 减少家长的抚养压力，减轻宝妈们出现产后抑郁的风险。

2 睡多长时间合适？

我国0～5岁儿童推荐睡眠时间如下表所示。

我国0～5岁儿童推荐睡眠时间

单位：小时

年（月）龄	推荐睡眠时间
0～3个月	13～18
4～11个月	12～16
1～2岁	11～14
3～5岁	10～13

美国专家组对已发表的有关睡眠和健康的科学研究进行全面审查后，经过多轮共识投票，发布了推荐的睡眠时间。

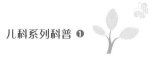

美国国家睡眠基金会推荐睡眠时间

年龄	推荐	适当	不推荐
新生儿 0～3月	14～17小时	11～13小时	少于11小时
		18～19小时	超过19小时
婴儿 4～11月	12～15小时	10～11小时	少于10小时
		16～18小时	超过18小时
幼儿 1～2岁	11～14小时	9～10小时	少于9小时
		15～16小时	超过16小时
学龄前儿童 3～5岁	10～13小时	8～9小时	少于8小时
		14小时	超过14小时
学龄儿童 6～13岁	9～11小时	7～8小时	少于7小时
		12小时	超过12小时
青少年 14～17岁	8～10小时	7小时	少于7小时
		11小时	11小时以上
年轻人 18～25岁	7～9小时	6小时	少于6小时
		10～11小时	11小时以上
成年人 26～64岁	7～9小时	6小时	少于6小时
		10小时	10小时以上
老年人 ≥65岁	7～8小时	5～6小时	少于5小时
		9小时	9小时以上

引自：https://www.sleepfoundation.org/

3 睡眠与觉醒规律

从刚出生的婴儿，到3岁的幼儿，再到青春期的青少年，最后到成年人，随着年龄的增长，人的睡眠规律会发生许多变化。

总体来讲，最主要的变化有四点：

（1）睡眠模式从新生儿期昼夜不分的混沌状态，逐渐走向婴幼儿期相对固定的夜里长睡、白天小睡的节律。

（2）随着婴儿成长和神经系统发育完善，睡眠总时长逐渐缩短。

（3）日间小睡频率及时长逐渐减少。

（4）夜间睡眠时间延长，连续性趋于稳定。

你的宝宝睡得是否充足、规律，可以大致参考下面的表格：

年龄	两次小睡之间的觉醒时间	小睡时长	每天小睡次数
1月	45~60分	45分~3小时	3~5次
2~3月	60分	1~3小时	3~4次
3~6月	1.5~2小时	1.5~2.5小时	3~4次
6~9月	2~3小时	45分~2小时	2~3次
9~12月	3~4小时	45分~2小时	2次
1~2岁	4~5小时	1.5~2.5小时	1~2次
2~4岁	5~7小时	1~2小时	1次

在此需要说明的是，睡眠时间个体差异很大，不是每个孩子都一定能满足最推荐的睡眠时长。但若超过极限，则可能是睡眠不足或过度嗜睡。有的孩子睡眠需求少，但睡眠效率高，则不用过于纠结一定要在床上躺够时间。长时间清醒卧床反而容易弱化床对睡眠的信号刺激，不利于孩子养成好的睡眠习惯。

4　睡眠周期

　　令很多宝妈颇为纠结的一个问题就是，孩子睡不踏实。小婴儿期一惊一乍，大一些则不停翻身，甚至从床头挪到床尾。妈妈们总觉得宝宝动来动去睡得不沉，睡眠质量不高。这里就要给大家谈谈睡眠周期这个问题。

　　较大年龄儿童和成人的睡眠周期通常是由交替出现的非快速眼动期与快速眼动期组成的。顾名思义，非快速眼动期就是眼珠

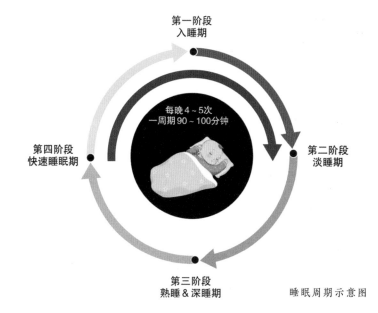

睡眠周期示意图

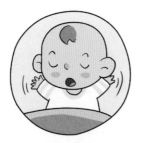

活跃睡眠期

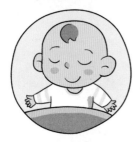

安静睡眠期

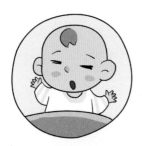

快速动眼睡眠

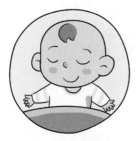

非快速动眼睡眠

婴儿期睡眠模式的建立及向
成人模式的转变

静止不动，该期人的睡眠较为深沉踏实；而快速眼动期就是睡着时眼珠仍然滴溜溜地转，该阶段亦叫作梦睡眠期，可能伴随较多的翻身、说梦话、磨牙等。而这些表象背后，是复杂的脑电波活动。

既然复杂，我们就挑简单的来说。

新生宝宝睡眠启动与成人不同，他们先经历的不是非快速眼动睡眠期，而是很快进入活跃睡眠期。可能宝宝刚一入睡，就表现出眼球快速转动、挤眉弄眼、似笑非笑、呼吸不规律、手脚挥动的惊跳现象等。在此期间，他们睡得浅，容易受外界环境干扰而多次醒来。随后，就会慢慢进入到安静的睡眠阶段了。此时活动停止，难以被唤醒。上述两个睡眠阶段各占一个睡眠周期的50%左右。这就是为什么新生宝宝在刚睡着时看起来会比较不踏实，后面则慢慢平稳了。

由于小婴儿神经系统发育不成熟，所以一个睡眠周期不如成年人那么长，持续50~60分钟。也就是说，可能每隔一个小时左右，他就会翻翻身，扭一扭，或者睁开眼醒一会儿，接下来再进

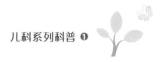

入下一个睡眠周期。

这样的睡眠模式会持续到出生后3~4个月。此后的婴儿睡眠模式会出现逐渐建立非快速眼动睡眠及快速眼动睡眠。其睡眠模式的改变也从活跃睡眠变换为非快速眼动睡眠，且分为浅睡眠和深睡眠，并随着年龄增加，逐渐趋近于成人的睡眠模式。因此同成人类似，我们会观察到稍大年龄的婴儿在睡眠周期的前半部分睡得比较沉稳，后半夜则开始显得不太踏实，翻身、做梦较多。随着年龄增大，睡眠周期逐渐延长，睡眠连续性越来越好，故在6~8个月龄后，约有一半以上的婴儿可以实现睡整夜觉。

有了以上的知识储备，宝宝睡觉不踏实、翻来覆去、惊醒这些问题是不是也就迎刃而解了呢？

小福利：我们在下一页会替各位总结一下"重中之重"。

所以，各位宝妈不要慌，不要再一说到娃睡觉的话题就"掀桌"（焦虑）。学习了这些关于睡眠的基础理论，有没有觉得睡眠真的很有趣吗？原来娃娃小时候的睡渣生涯是有望翻盘的，现在用那么多的保养品都遮不住的眼袋、黑眼圈也是有望被自家小孩覆盖的。

看完本篇文章，是不是有立马再生一个一雪前耻、东山再起的冲动了呢？

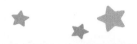

❀ 成人的睡眠启动是先进入非快速眼动睡眠期，而后是快速眼动睡眠期。因此前半夜睡得沉，后半夜做梦多。新生儿率先进入活动睡眠期，而后进入安静睡眠期，因此前半部分睡得浅，后半部分相对踏实。4～3月龄以上的婴儿睡眠周期进一步调整为接近成人模式，故拥有与成人类似的睡眠状态。

❀ 成人睡眠周期长，一个周期持续90～120分钟。婴儿睡眠周期短，持续30～60分钟。睡眠周期连接处会有"短暂觉醒"。通俗点讲就是，成人可能熟睡2小时左右就会开始容易受到干扰而惊醒，而婴儿熟睡1小时左右就会出现容易受干扰而惊醒的状况。因此，不论是婴儿还是成人，在睡眠过程中都不是完全静止的。并非一动不动，才叫高质量睡眠。

❀ 两个睡眠周期中间能否顺利接觉，是决定你家娃有资格当"睡神"，还是仅能沦为"睡渣"的关键技能。在下一篇文章中，我们也会不遗余力地教各位宝妈如何避免在培养娃儿"接觉"这个重头戏上旗开得胜（no zuo no die）。

❀ 新生宝宝的活跃睡眠期非常不稳定，容易被外界环境刺激，或短暂的身体移动就可造成觉醒，打断睡眠。而随着年龄增大，身体各项机能发育，抑制神经冲动的能力增强，这个阶段的睡眠就能逐渐变得越加连续了。该特点，则是我们在第二部分将会谈到的如何减少惊跳所致觉醒的理论基础。

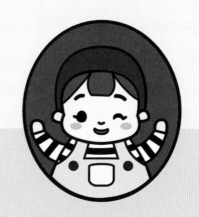

来了！
"睡神养成"实践手册

儿童保健科　卢游

在《都羡慕别家宝宝的睡眠，为什么我家宝宝是"睡渣"？》中，我们对于宝宝睡觉的问题做了基础理论的介绍，提到了睡眠的重要性、合适的睡眠时间、不同年龄婴幼儿睡眠周期的特点等。在本篇文章中，我们将手把手教宝妈们打造"睡神宝宝"。

第一步：学理论　打基础

为了在实践中有的放矢，宝妈们首先需要掌握影响宝宝睡眠的因素。

1　气质特点

"气质"简单来讲就是宝宝天生的性格属性。从娘胎里带来，跟遗传背景相关，个体差异很大。通过量表评估，通常把气质分为三大类：

（1）易养型：这类宝宝是发展为"睡神"的潜力股。自幼饮食睡眠等生理活动有规律，节奏明显，适应新环境能力强，容易建立良好的睡眠模式。

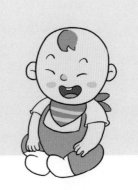

（2）难养型：生活规律性及适应性差、反应强度高、烦躁易怒、不易安抚、情绪波动较大。总结起来就是"淘神费力"型。这类宝宝更容易出现睡眠问题。

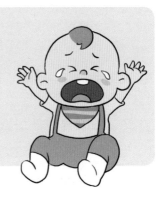

（3）中间型：气质特点介于易养型及难养型。造就"天使"或"魔鬼"，就在一念之间。

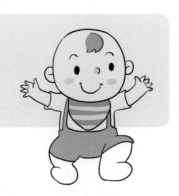

对于难养型宝宝的睡眠，家长需要有极大的耐心，充分做好打持久战的准备。

2 睡眠压力

俗话说，没有压力就没有动力。睡眠也一样，如果不困，没有睡眠需求，何谈睡个好觉？因此，日间的运动时间及运动强度直接影响宝宝是否有足够的睡眠需求。

3 作息规律

作息规律包括睡眠/觉醒周期的形成、昼夜节律的建立、喂养规律的稳定等。在3月龄左右，宝宝的作息规律通常能基本建立。若引导不良，作息混乱，则易出现日夜颠倒、入睡困难、频繁夜醒、早醒等睡眠问题。

> **睡神养成手记**
>
> 入睡方式：
>
> ___：___ ~ ___：___
>
> 入睡方式：
>
> ___：___ ~ ___：___
>
> 入睡方式：
>
> ___：___ ~ ___：___
>
> 入睡方式：
>
> ___：___ ~ ___：___
>
> 入睡方式：
>
> ___：___ ~ ___：___

4 睡眠启动

正确识别睡眠信号，建立固定入睡流程，避免过度哄睡，培养独立入睡的能力。这几步棋如果走得不好，将全盘皆输。

5 睡眠环境

保证房间的温湿度、光线、声音、睡床以及睡姿舒适、合适，可以对宝宝睡眠质量产生积极影响。

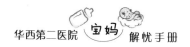

 疾病及特殊情况

小婴儿肠绞痛，"脸红筋涨"挣扎状憋粑粑憋屁屁，哭闹尖叫；过敏宝宝湿疹来袭全身瘙痒蹭蹭蹭；上呼吸道感染鼻子堵张口呼吸，夜间频繁咳嗽；饮食不当钙质摄入不足神经兴奋性增高；还有拉肚子、长牙牙、接种疫苗、大运动发育期等状态，都可能影响宝宝的睡眠。宝妈必须做到追根溯源，具体问题具体分析，才能方寸不乱，沉着应对。

第二步：在实践中总结经验

所谓知己知彼，百战不殆。将上述影响睡眠的关键因素了然于心后，我们乘胜追击，给大家推荐一些超级实用的睡眠小妙招。（都是平时在儿保门诊倾听睡渣宝妈哭诉后总结出的满满干货哦）

 保证睡眠环境优良（妈妈的评分：☆☆☆☆☆）

睡前掌握饥饱状态适宜。睡前的饮食、玩耍不于床上进行，不在卧室里惩罚孩子，让宝宝知道床就是用来睡觉的。卧室的温湿度合适，不宜过热。安静黑暗，床铺舒适，推荐与大人同屋分床。

 建立昼夜节律，动静结合（妈妈的评分：☆☆☆☆☆）

白天就要亮堂堂，晚上就该黑黢黢。日间的光线接触促使夜间人体的褪黑素分泌，借助夜间的黑暗环境，可使宝宝建立昼夜节律。

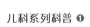

白天增加运动量，可增加宝宝夜间睡眠需求，有助于顺利入睡。

 3 识别宝宝入睡信号（妈妈的评分：☆☆☆☆☆）

有宝妈抱怨，为啥娃娃明明已经困成狗，但是爬来爬去就是睡不着。很简单，这个问题就如同喂奶，哭闹已经是宝宝饥饿时发出的最后信号，之前吮指拇儿、"啃坨子"你没发现，非要等撕心裂肺哭一阵才开始喂奶。同样，错过了自然入睡的最佳时机，宝宝极度困倦时，睡眠压力增加反而使之亢奋烦躁、难以安抚入睡。

（1）睡眠信号：吸吮力减弱，活动减少，行动放缓；对周围事物兴趣下降；话语变少；注意力不集中，眼皮耷拉，打哈欠，揉眼睛等。

（2）过度疲倦信号：挥动肢体、抓脸、拉耳朵、揪头发；躁动不安；易怒、哭闹不止。

因此，一旦出现睡眠信号，即可启动睡眠程序。一旦错过，娃先崩溃，继而全家崩溃。

 4 形成固定睡前程序（妈妈的评分：☆☆☆☆☆）

宝宝对于秩序和规律具有天生敏感性，时间的安排和规划是贯穿一生的重要课题。故从小年龄段开始，睡前不做过于兴奋的活动，不看闪烁的屏幕。于睡前20~30分钟安排3~5个安静、愉快、固定顺序的活动，有助于建立宝宝固定的睡眠程序。比如洗漱→换睡衣→按摩→听音乐→关灯→大人在旁边装"睡"。长期坚持，则习惯成自然，一走程序就犯困。

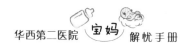

第三步：实践胜于雄辩，行动开始

① 恰到好处的入睡干预（妈妈的评分：☆☆☆☆☆）

前面谈到睡眠周期，我们知道小婴儿睡眠周期短，相邻周期之间有短暂觉醒期，那为啥有的娃可以睡所谓的"整夜觉"，有的娃偏偏要频繁夜醒喃？其实所谓"睡神"并不是完全不醒不动，而是他们醒来后可以翻个身，再自行接觉，总体来讲睡眠连续性较好。无论如何，"睡渣"就不具备这种接觉的本事，他们会在睡眠周期中间醒来，探寻周围的环境，必须依赖之前入睡时的条件干预，才能进入下一个睡眠周期，然后循环往复。

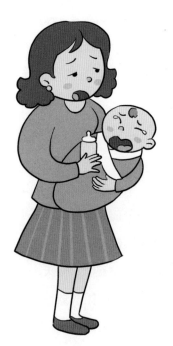

所以问题的关键在于，你家娃在最初入睡时，是自行于床上入睡的，还是大人过度干预哄睡的。这是决定了Ta成为"睡神"还是"睡渣"的关键因素。因此，我们呼吁宝妈们远离抱睡、摇睡、奶睡（除这些惯用伎俩外，我曾经听到最高级的哄睡方式是开车出去兜风），而是代之以床上拍睡、安抚奶嘴、安抚玩具哄睡这类更加积极实用、省心省力的睡眠联结操作，至少宝宝在学习用工具进行自主入睡和接觉，年龄越小可塑性越强。

2 **正确的觉醒处理**（妈妈的评分：☆☆☆☆☆）

　　当宝宝戒除了入睡时的过度依赖，在睡眠过程中的频繁夜醒通常就会迎刃而解。但是万一他就是醒了，咋办？不需要过分着急辅助。立马抱起来抖或者迅速塞乳头吸吮，都将让你前期的努力功亏一篑。正确的做法是：以不变应万变，按兵不动，你就"阴悄悄"把他盯到，说不定宝宝就自行接觉了呢。

　　学习这些新技能之后，宝妈们是否已经树立起睡神养成道路上"通关打怪"的一些些信心？希望宝妈们从现在起科学对待宝宝睡眠，调整带养行为。以理论为基础，在实战中发现问题，积累经验。在下一篇文章中，我们将解答大家关心的常见睡眠问题。

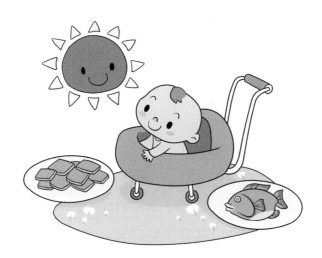

30题☆：

25题☆以上：

20题☆以下：

15题☆以下：

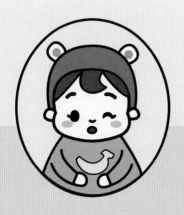

《睡神养成记》在手，
宝宝睡觉不用愁

儿童保健科　卢游

　　在《睡神养成记》上部分内容中，我们为大家介绍了影响宝宝睡眠的重要因素，手把手和大家一同搭建了培养宝宝良好睡眠卫生习惯的框架。其中，包括睡眠环境的营造、昼夜节律的建立、入睡信号的识别、睡眠启动的合理化、对睡眠中觉醒的正确处理等。

　　上述打造睡神宝宝的关键知识点和基本原则，一旦被宝妈们所接受并理解，从宝宝小年龄段开始进行睡眠习惯的培养，尝试让宝宝进行睡眠技巧的学习，通常是比较容易并有较高成功率的。然而，每个宝宝都是独一无二的，由于气质特点、家庭环境及带养行为的差异，家长总会在带领其通往优质睡眠的道路上遇到坎坷无数，也经常容易丧失坚持下去的信心。因此，今天我们就把实际带娃过程中遇到的"常见睡眠问题"拿出来聊一聊。

A 我娃刚满月，从生下来到现在睡觉都惊得很，一有丁点儿响动就吓得手一抖。经常看到都要睡着慌了，又遭抖醒了。怕是缺钙哦？

小婴儿睡眠时出现四肢、身体突然无意识抖动，通常被称作惊跳反射。惊跳其实很普遍，通常为生理性表现，与小婴儿神经系统发育不完善，兴奋大于抑制，神经冲动传导易泛化有关。前文也谈到，小婴儿刚入睡的前20来分钟属活跃睡眠期，此期睡眠浅，容易受外界刺激出现惊跳，惊跳时自身肢体抖动，就容易醒来。

对策:

①等待宝宝长大，神经系统成熟了就没这么多过场了。②减少外界声、光、位移等刺激。③加强日间抚触。婴儿接受皮肤的抚触刺激，有助于原始反射激发与抑制的平衡，不断完善自身感知能力及动作控制能力。④适当包裹。适当包裹有利于减少四肢因惊跳引发的过度活动，减少抖醒的频率（注意包裹应松紧适中，主要裹住上肢，不

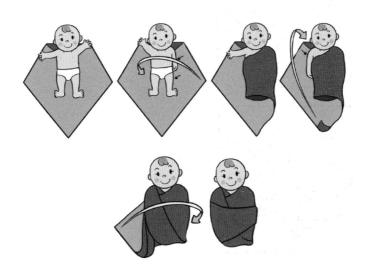

要影响髋部活动）。此外，婴儿缺钙也可能引起神经兴奋性增高。如果存在惊跳频率明显增多、持续时间长等情况，需结合喂养史、维生素D补充情况、骨骼发育情况等，请专业医生进行判断。

我娃2个月，经常睡到睡到就开始"挣"，肚子胀鼓鼓的，憋得满脸通红，哭得惊叫唤。最后费尽千辛万苦挣个屁，或者拉个粑粑，就了然了。非常影响睡眠质量，看到都觉得痛苦……

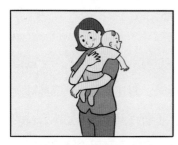

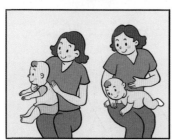

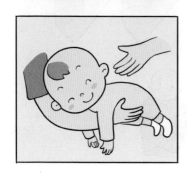

这种扭来扭去、"挣屁挣粑"、又哭又闹的红脸关公，是婴儿肠绞痛的经典表现。肠绞痛通常分为：① 生理性。生后3周~3月，半数以上的小婴儿都会经历这个状态，随月龄增长自然好转。② 病理性。可能与牛奶蛋白等食物过敏所致的消化道不适感有关。

对策：

①物理疗法。按摩，腹部做排气操，竖抱拍嗝、俯卧、飞机抱等体位疗法有助于缓解肠绞痛。②西甲硅油。西甲硅油是促排气药，试试看，有奇效哦！③罗伊氏乳酸杆菌（菌株号DSM 17938），临床研究发现也对减轻肠绞痛有益。

我娃3岁多，睡眠质量简直甩我那两个闺蜜的娃娃好几条街。每天晚上睡得是真香！噗鼾扯得响惨了。我大概上辈子拯救了地球。你说巴不巴适。

这位宝妈不要着急着在这么多痛不欲生的老母亲中间刷存在感。按我说，可能你不如你想象的那么巴适哟！

睡觉经常打鼾的孩子，需要警惕睡眠呼吸障碍。这是一组在睡眠时发生呼吸困难的疾病的总称，从程度最轻的原发性鼾症，到最严重的阻塞性睡眠呼吸暂停综合征都包括其中。部分家长可能发现小孩除了鼻息声异常，还有张口呼吸、喜趴睡、辗转反侧、呼吸暂停或者频繁夜醒。这些情况可能导致间歇性缺氧、睡眠片段化、情绪问题、注意力缺陷、多动等认知及行为异常。长期张口呼吸还可能导致龅牙面容异常，使颜值受损。引起睡眠呼吸障碍最常见的原因是增大的腺样体、扁桃体造成的上气道阻塞。

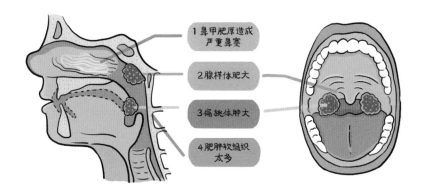

鼾声雷动——堵塞儿童呼吸道的四道关卡

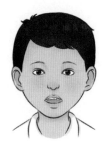
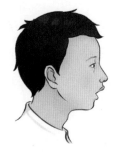
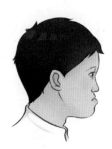

腺样体面容

不要以为"扯噗鼾"就是睡得踏实。必要时请到医院进行呼吸及睡眠的专业评估。医院耳鼻喉科、医院睡眠中心都可以做这方面的检查哦。

作为一名纯母乳亲喂宝妈，现在娃6个月了，每天晚上夜奶无数次，崩溃……

宝宝夜间是否需要吃奶，是分年龄的。一两个月的小婴儿喂养规律尚处于建立过程中，夜间可能需要喂养1~2次，属正常现象。待6~8月，白天喂养规律已经良好建立，并开始添加固体食物，加上睡前奶喂养充分，宝宝夜间饥饿感减弱，可逐渐减少夜奶次数，甚至完全断夜奶了。因此对于夜间真心是饥饿的宝宝，夜奶不是生断，而是待生长到合适的月龄，给予一定的辅助，就可以顺其自然地断奶了。

但这位宝妈说的情况，通常娃不是真饿。而是频繁夜醒，不

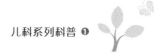

会接觉，必须含乳头找安抚才能继续入睡。我后来再一问："是不是奶睡的？""嗯，就是……"还记得吗？之前提到的入睡行为依赖，这位宝妈干预过度，犯了大忌了。

对策：

吃和睡分开。不要在宝宝已经困卷不堪时才开始喂奶，寻找正确的时间点，提前哺乳。喂养完毕宝宝应该是清醒的。接下来启动入睡前程序，关注睡眠信号，在其欲睡还醒的时候放于床上，采用轻拍、哼唱、安抚奶嘴吸吮、怀抱带有妈妈味道的小物件等方式哄睡。只有入睡依赖戒除，宝宝夜间频繁夜醒、找乳头吸吮安抚接觉的问题才能迎刃而解。

E

后悔当初没有早点训练娃的入睡习惯，现在4个月，必须抱起、晃起、走起、唱起，四箭齐发才能哄睡。好不容易睡着了，往床上一放就惊抓抓地哭。咋个办？

其实抱睡的主要原因是入睡依赖；入睡依赖让你们家宝宝放下就醒，一直需要抱着。

对策：

关于"落地醒"的解决方法，关键点包括：①掌握放下的方法，下图为动作演示和要点解析。总结起来就是**床和身体一样暖，动作排爆一样慢；先放屁股再放头，放完不要马上走。**

②寻找放下的时机。小婴儿刚入睡先进入活动睡眠期，放下就容易醒，可以适当延长抱的时间，待进入安静睡眠再放下。③内耳前庭平衡障碍，日常用大浴巾做"荡秋千"游戏锻炼，也可缓解一放就醒的现象。

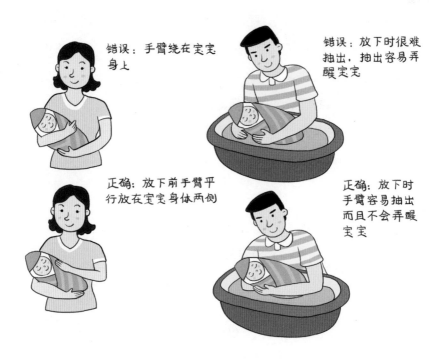

错误：手臂绕在宝宝身上

错误：放下时很难抽出，抽出容易弄醒宝宝

正确：放下前手臂平行放在宝宝身体两侧

正确：放下时手臂容易抽出而且不会弄醒宝宝

不过，上述两个办法仅仅是让宝宝能多在床上睡一段时间不醒来，并未从根本上解决需要抱睡的问题。因此我们的终极目标应该是打破"抱"和"睡"的联系，逐步走上摇晃哄睡→非摇晃哄睡→床上搂抱入睡→抚摸入睡→自行入睡的→宝宝睡好全家睡好的"康庄大道"。当然，从怀里切换到床上，如此跳跃，宝宝肯定没法快速适应。因此要循序渐进，要点包括：

❀ 从移动到静止，逐渐停下脚步，减少摇晃。

❀ 从怀抱到床上搂抱陪睡。躺在宝宝身边，侧卧轻压其手臂，限制活动，同时轻拍。可给予安抚奶嘴、安抚巾等物件。

❀ 改良哭声消退法。当宝宝哭闹抗议时减少关注，逐渐延长去安抚终止哭闹的时间，简单说来就是哭哭就习惯了。此法亦属于行为干预的一种，相对来讲简单粗暴，但对于顽固分子是有效的。对于该方法目前学界尚有争议，个人建议若能通过上述其他方式引导，宝妈不要轻易使用此终极大招。

宝妈D和E的情况非常常见，确实也很棘手。习惯一旦养成，肯定不是一两天就能调整过来的。因此在睡眠习惯建立的开始，就应该稳扎稳打，步步为营。一旦出了问题并决定要着手整治，就必须要拥有一颗强大的心脏来面对所有的挫败。同时全家统一思想和行动，坚持到底，切勿急于求成。

要坚信，每件事到最后都会是好事。

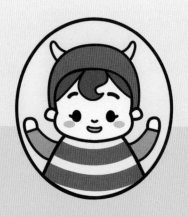

宝宝说话晚，
真的是"贵人语迟"吗?

儿童康复科　马丹

误区 ❶ ：宝宝说话晚，真的是贵人语迟吗?

宝宝说话晚，爷爷奶奶常说孩子他爸好几岁才开口，是遗传，晚点说话，没关系。家长也会用"贵人语迟"来安慰自己。所以，很多家长觉得宝宝到了一定的年龄还没说话，也不是什么要紧的大事，抱着顺其自然的心态。

事实上，如果宝宝在2岁还不能开口说话或者词汇量明显少于50个，我们就应该怀疑宝宝是否有语言发育迟缓。

宝宝"说话晚"原因有很多。对于学龄前的宝宝，从表现上来看，大致分为以下三种情况：

❀ **复杂的"语言障碍"**：这类孩子不止语言功能存在迟缓，还有神经发育障碍，比如认知、听力、孤独谱系障碍、脑瘫等。

❀ **单纯的"语言障碍"**：只有语言的问题，其他方面发展比较正常。

❀ **"说话迟"**：往往发生在4岁前，在这些宝宝中，虽然有一部分会在3~4岁时"小跑"赶上同龄宝宝的进度，但也有一半的宝宝在语言发育方面一直落后于同龄宝宝。因此在早期很难和语言障碍进行鉴别。

所以，建议各位家长遇到孩子两岁了还不说话，不要轻易相信"贵人语迟"的观点，应该及时就诊，而不能一等再等哦。

误区 ❷：宝宝说话不清楚是"舌筋短"吗？

几乎每一个到语言门诊的家长都会问：医生，是不是孩子的舌头有问题，是不是舌头下面的筋短了？

家长们口中的"舌筋"，医学上叫作"舌系带"，舌系带过短，就是民间常说的"祥舌"，是指孩子出生后舌系带没有退缩到舌根下，导致舌头不能伸出口外，舌尖不能上翘。

正常情况下，新生儿的舌系带是延伸到舌尖或接近舌尖的。在发育过程中，舌系带逐渐向舌根部退缩。2岁以后，舌尖逐渐远离舌系带。仅有少数宝宝会出现舌系带过短的现象。所以，婴幼儿舌系带过短应观察到2岁以后，不应立即判断为不正常。

说话不清与认知、听觉、口腔结构、语言发育阶段、语音发展程度等很多因素相关。

舌系带对于语言的影响很小，不会导致孩子"不说话"。即使是舌系带过短，也只会影响到孩子的部分发音，而绝不会造成"不

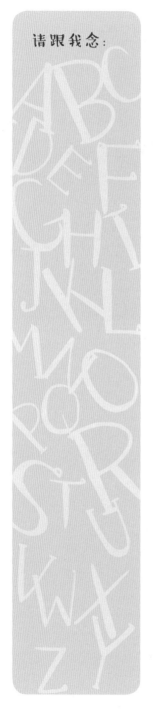

请跟我念：

说话"或者"什么话都说不清"。孩子发音不清，经过科学的语音训练，同样能做到吐字清楚、表达流利。

误区 ❸ ："舌筋短"要趁早剪？

婴儿期舌系带多呈紧张状态，可出现舌系带过短的情况，这是一种暂时性的生理现象，并不一定是异常，家长不能过早下舌系带过短的判断。

美国儿童牙科协会(AAPD)的指南指出：如果出生时舌系带过短造成母乳喂养困难(如嘴乳衔接不良、母亲乳头疼痛)，或是乳牙生长时反复发生系带溃疡的情况，才会考虑"剪舌系带"。

舌系带手术虽简单，但对孩子来说，还是会给其心理带来不良影响。有研究表明，如孩子在2岁前进行这种手术，其实95%属于多此一举，因此很多无辜的孩子很可能无缘无故白挨了一刀。

所以，并不是所有舌系带短的孩子都需要"剪一刀"，而是要根据具体情况来决定。

孩子说话不清楚，需要咨询语言专科医生，如果真是舌系带的问题，剪还是不剪，请各位家长交给口腔科医生来判断吧！

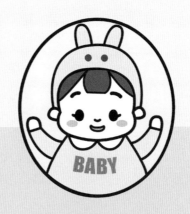

别担心，
孩子打针可以这样安抚

儿童保健科 刘孝美

临床上，经常看见许多家长，在孩子需要打针时，手忙脚乱，不知所措，孩子一哭，家长（有时还是男同志）常常也跟着哭了起来。为了让父母以及孩子们能较容易地接受打针这件事情，让护士阿姨们能"轻松上阵"，提高穿刺成功率，下面分享一些安抚孩子打针情绪的小技巧。

1 管理好大人自己的情绪，做孩子心中的超人！

一般来说，孩子的自我意识要到1岁之后才开始萌芽。在这之前，孩子不会意识到自己是单独的个体，而认为自己和妈妈是一体的，通过妈妈来感知外在世界。有些家长在面对孩子感冒发烧的时

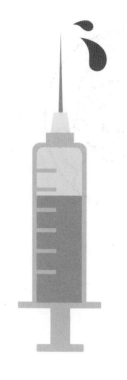

候，表现得一点都不淡定，神色凝重。实际上，孩子会从家长们的表现中察觉出"大事不妙"，从而出现对打针的排斥，甚至看到穿白大褂的医生都害怕。

最不理想的状况就是家长自己心里不接受打针，还在跟配偶或家人埋怨，这样的情绪被孩子听到或感受到后，他们只会对打针这件事情更加抵触。所以，要带孩子去打针，父母或家中长辈的情绪首先要保持平静。因为你们在孩子的心里，都是勇敢的"Superman"（超人）。

 2 正面告诉孩子打针这件事

凡事好沟通，这对孩子也不例外。家长可以用孩子能懂的语言向他说明打针这件事，比如告诉他："宝宝，你现在生病了，需要打针，打针才可以治好病，病好了你才可以和其他小朋友一起玩儿。"在此建议，家长带孩子去看病前，要具体告诉他将看到什么人，比如有穿白大褂的医生、有戴口罩的护士；打针的步骤，"将会有一些疼痛的感觉，跟你上次

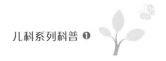

摔跤把腿磕破了的疼差不多，但一下下就不疼了……"

孩子若能确切地知道接下来要做什么，就会有一定的心理准备，对打针不至于那么恐惧。家长们别因为孩子小就骗他，明明去医院打针，非要说去公园或亲戚家玩。如此一来，被欺骗的愤怒和对医院的恐惧交织在一起，孩子们怎么能不歇斯底里呢?

 3 医生和护士可信但不可怕哟!

日常生活中有的家长会用以下方式与孩子进行交流:

❀ "不听话就带你去打针!"
❀ "坏孩子才去打针!"
❀ "再不乖就给你打针了!"

有的家长还会这样安抚孩子:

❀ "不要哭，医生阿姨坏，把我们弄哭了，打她!"

其实这些都是错误的引导，时间久了，自然会导致孩子对医院、医护人员以及打针的排斥，使孩子下次打针时反抗更加厉害。

在很多儿童医院里，医生们为了取得孩子的信任，也会想尽办法来缓解小朋友的紧张感。医生们在做出努力，也请家长们积极配合，才能更好地完成我们的工作哦!

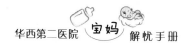

 4　转移孩子的注意力，多给孩子安全感

在不熟悉的环境中，不熟悉的人和
事物都会让孩子产生不安全感。在护士
准备要打针的时候，孩子往往被固定保
持一个姿势，不舒服和紧张是难以避免
的，甚至会哭闹不停。作为父母，可以
拿玩具来转移孩子的注意力。当孩子被

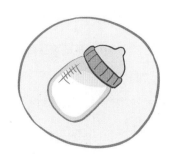

好玩的东西给吸引住后，就会忽略自己在打针这个场景，护士这时
打针会比较容易一些，穿刺成功率也会明显提高。很多孩子在打针
时哭闹，还有一方面是希望得到家长的关注，以缓解自己内心的不
安全感。爸爸妈妈们可以通过身体的接触、拥抱、轻声细语的安抚
来让孩子获得安全满足的感觉。

同时，在家长们的正确引导下，小朋友们在看病时将医生作为
帮助他们的人，也会明显降低心中的抵触情绪，增加治疗效果哟！

 5　多鼓励，激发孩子的勇气

孩子做任何事儿，都需要来自父母的鼓励，打针也一样！当
我们明确告诉他，为何要打针，打针是怎么回事，会产生怎样的疼
痛之后，孩子肯定还有点儿小担心。这时，家长可以多鼓励孩子，
如"打针可以治病，就疼一小会儿，我相信宝宝可以的，上次腿破
了，宝宝的表现就很好！"在打针结束后，有的孩子虽然害怕，但
是全程很配合没有动，作为家长也可以给予反馈，如"宝宝很厉害
都没有动哦，你真的好勇敢啊！"这也会给予孩子一种鼓励，让

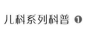

他能勇敢面对困难。但别说"男孩要勇敢，不能怕打针，一定要坚强"之类的话，这样会给孩子增加压力。

6 理解孩子的脆弱

如果上面几条你都做得很好，给孩子的各种心理建设、知识普及都做到位了，还是难免一场"忙乱"，作为家长也不要感到沮丧，更别拿这事指责孩子："都跟你说清楚了咋还哭？就不能勇敢一点吗？敢情我说了半天都是废话！"孩子毕竟还小，难免会哭两声。因为脆弱是人类正常的情感，成人尚且做不到凡事都坚强，更别说几岁的小孩子了。接受孩子的脆弱，当他感受到你的包容与理解时，就会更有信心和勇气，下次打针可能真的就不哭了。

总的来说，接受打针这件事情是大人和小朋友共同学习的过程。在医院里，每次听到小朋友那种撕心裂肺的哭声，我就在想这个问题，小朋友这么喊，肯定不是因为打针有多么痛，可能是因为他要再次面对这个欺骗他无数次的"熟悉的陌生人"，用同样的手法再次欺骗他，他很愤怒，只想反抗。要是打完针还被补上一句"你看哪里疼啦"，更是对他心灵更深的伤害。

希望我们都能正面对待打针这件事情，让孩子轻松完成打针！

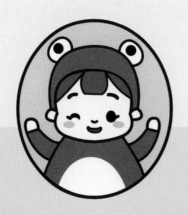

孤独症宝宝，来自星星的孩子

儿童保健科　罗红

在我们周围，有这样一群孩子，他们性格孤僻、刻板、重复，时而狂躁、时而安静温顺，活在自己的世界里，有人把他们叫作来自星星的孩子。其实，他们所患的就是我们今天要介绍的疾病——孤独症。

> 孤独症，又名孤独症谱系障碍（ASD），是一类在不同个体间表现类型及病情严重程度差异较大，且会伴随孩子一生的疾病，轻型患儿可能仅仅被认为是"不合群"，而重症患儿可能被认为是"低智能"或"弱智儿"。

孤独症以男孩多见，患病的男女儿童比例为4∶1，不少儿童往往在婴幼儿期因为行为异常、语言发育迟缓才引起家长重视，最终到医院才做出诊断。

不少家长会诧异自己都没有听过这个病名，确实，这个疾病曾是罕见病，但目前已成为全球患病人数增长最快的严重疾病之一。

参考《中国听力语言康复科学杂志》2019年发表的数据，我国第二次全国残疾人抽样调查结果显示，0~6岁精神残疾（含多重）儿童占0~6岁儿童总数的1.1‰，约为11.1万人，其中孤独症导致的精神残疾儿童约占36.9%，约为4.1万人。世界卫生组织根据我国现有总人数估计，孤独症儿童总数在100万~150万，居儿童残障疾病首位。

 认识孤独症，我们需要了解什么呢？

1 五"不"表现

❀ 不（少）看

眼神飘忽不定或无目光交流，在婴儿期就表现出回避他人目光，喜欢独自玩耍，注意力难以集中，对陌生人呼名无应答及眼神交流反应，不愿与人亲近。

❀ 不（少）听

对声音反应较奇特，封闭某些声音，小年龄段中大部分孩子对呼名无反应，服从指令的情况少，有对陌生人及亲人的示好不理不睬、无回应的表现。但对某些声音表现出过分敏感或沉迷，如吹风声、冲水声、飞机声等。表现出对声音不同类型的异常。不

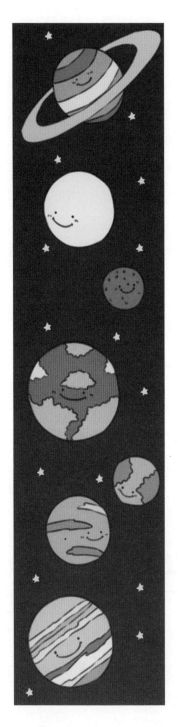

同孩子对不同类型声音表现出的敏感性也不同。

❀ 不（少）当语言

有孤独症的孩子很难掌握沟通技巧，少有主动语言。刻板使用仪式化语言或非语言行为，常常以自言自语或自问自答的形式，重复父母或动画片里面的语言，呈鹦鹉式的仿说。到相应年龄时，发现其说话时代词运用不当，不会表现出人、物之间的需求联系，无法正确与人进行语言交流。

❀ 不（少）指

不会使用动作、手势或者肢体语言、表情等协助表达，以达到沟通的目的，不会用手"指"东西给他人看。

❀ 不当行为

沉迷光线的改变，利用嗅、尝来感受物体（1岁以前品尝除外），游戏模式单调固定、喜欢旋转或排列物体、挥动手掌、玩弄手指、摇晃身体、走固定路线、转圈圈或制造固定声音、过分的仪式化行为等。

❀ 智力异常

大部分孤独症孩子智力发育不完全，认知能力低于同龄儿，对外界刺激

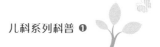

反应迟钝。也有部分孩子具有独特的天赋，如在记忆力、绘画及音乐、数字、汉字等某一方面的能力超出正常的发育年龄所能达到的水平。

总之，这类孩子在社交情感、与人互动、语言及非语言、智力方面都存在缺陷，每个孤独症孩子的临床表现不完全一样，有时可能被忽略或被其他更为严重的病症所掩盖。

 ## 2　孤独症的评价手段有哪些？

临床常采用一些发育行为方面的测评来对孤独症进行筛查和诊断。

筛查工具：M-chat、孤独症家长评定量表、早期语言筛查、Gesell测定。

诊断工具：孤独症诊断访谈量表（ADI-R）、孤独症诊断观察量表（ADOS）、儿童孤独症评定量表（CARS）。

以上量表必须由与儿童生活至少半年以上的老师或监护人填写。医生诊断时会根据孩子在门诊诊室的表现，询问父母孩子在家中玩耍、与人交往、语言表达及发育情况，结合发育行为评估结果进行早期筛查和诊断。

多数家长认为孩子得了孤独症，是因为陪伴少了，伤心不已，其实家长们不需太过自责，因为目前对于孤独症病因的研究还不明确，遗传和环境因素等都可能参与该病的发生。但不管原因如何，让孩子的症状改善，正常融入社会才是治疗的根本目的。

目前，我们尚缺乏治疗孤独症的特效药物，主要的治疗措施包括应用行为分析法、结构化教学、感觉统合训练、听觉统合训练、人际关系训练、语言训练、早期干预丹佛模式等。只有早期发现并

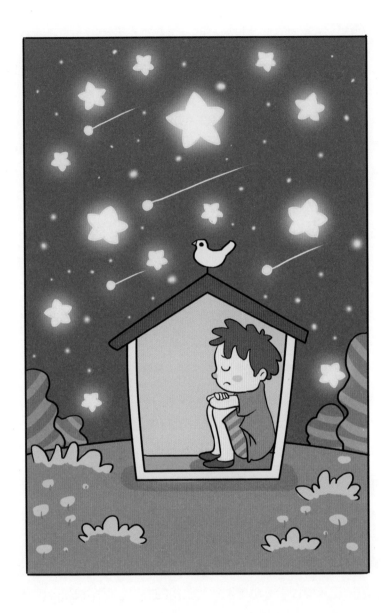

诊断，尽早进行干预，才能更好地让孩子的症状得到改善，融入正常社会生活中。因此，建议家长们一旦发现孩子有以上特征性行为时及时就医，医生会用专业的工具对孩子进行筛查及确诊，并给予早期治疗干预。

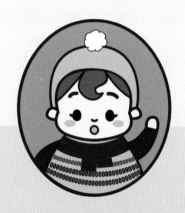

关于新生儿听力筛查
那些事儿

儿童保健科 吴怡

"医生，为啥我家宝宝我喊他他不理我？"

"医生，为啥子我家宝宝4个月了，还是不能gēgē笑出声？"

……

"宝宝有没有做听力筛查？先做个听力检查！"

"听力筛查？啥子是听力筛查？"

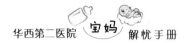

什么是新生儿听力筛查?

新生儿听力筛查是通过耳声发射、自动听性脑干反应和声阻抗等电生理学检测,在新生儿出生后自然睡眠或安静的状态下进行的客观、快速和无创的检查。根据设定的筛选标准,将接受测试的新生儿中患有听力损失可能性比较大的人群筛选出来,从而可以实施更进一步的诊断和干预。

为什么要做新生儿听力筛查?

(1)听力损失发病率高。国内外报道表明,正常新生儿听力损失的发生率为1‰～3‰,我国每年新生听力残疾儿童有两三万人。

(2)听力损失早期不易发现。新生儿的多数畸形或者功能异常往往可以通过医生的常规检查发现,而新生儿听力损失常规检查较难发现。遗憾的是,在日常生活中,家长发现孩子有听力障碍一般是在孩子2～3岁时,且往往是由于其迟迟不说话,到医院就诊检查才得以发现,从而错过了最佳的干预时机。

(3)听力损失对孩子的危害大。听觉系统的正常发育,取决于1岁以内这段敏感时期足够的声音刺激(包括足够的强度和时间),以及宝宝对其听觉和语言中枢系统的应用。宝宝听外界声音的能力减退或丧失,获得语言的能力也会随之减退或丧失,如果不能与别人进行语言交流,最终只能成为听力残障人士。存在听力障碍的孩子如果无法及时接受干预治疗,往往会形成言语障碍,认知、心理情感发育不良(性格孤僻、自卑),学习困难,失去正常社会交往能

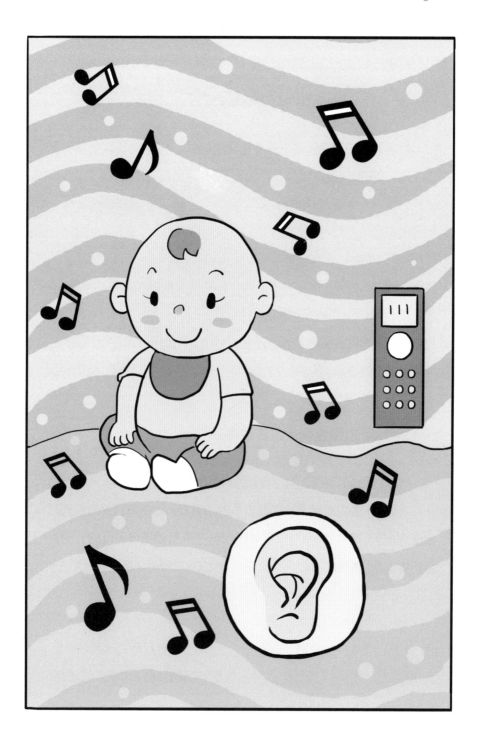

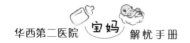

力，给家庭和社会带来极大的负担。

 什么时候做听力筛查最合适？

听力筛查的初筛时间一般是在出生后72小时~20天，如果初筛未通过，则需要在出生后30~42天完成听力复筛；若复筛仍未通过，则须到有相应医疗资质的听力诊疗中心做进一步的检查。若有致病高危因素的宝宝在生长发育过程中出现对声音的反应差、语言发育迟缓等表现，还需要复查听力筛查。

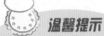

温馨提示

新生儿听力筛查关系到儿童的明天、国家的明天，是一项提高国民健康的重要措施，所以请各位爸爸妈妈一定要记得给宝贝做新生儿听力筛查哟！

 听力筛查有什么注意事项？

（1）听力筛查须在宝宝安静睡眠的时候才能完成。

（2）不要混淆耳聋基因筛查和听力筛查，耳聋基因筛查是通过抽血完成的，听力筛查则直接通过仪器在外耳道操作完成的，是完全不同的两项检查。

听觉及语言发育观察表

《听觉及语言发育观察表》根据婴幼儿听觉语言的发育规律编制，家长可以通过表中的项目观察，对婴幼儿的听力语言发育做出粗略评估。

❀ 3个月

（　）大的声音会惊动

（　）大的声音会惊醒

（　）会寻找声音来源

（　）哭闹时母亲声音安慰就会停止哭声

（　）哄他（她）时会笑

（　）跟他（她）说话时会发生"啊""呜"的声音

❀ 6个月

（　）寻找声源

（　）喜欢发出声响的玩具

（　）能分辨父母及熟悉的人的声音

（　）能发出笑声

（　）高兴时会发出咯咯的笑声

（　）冲着人发出声音

❀ 9个月

（　）被叫名字时会回头

（　）喜欢蒙着眼睛玩"藏猫猫"的游戏

（　）被批评，如听到"不行""别动"等时，会住手或哭出声

( )冲着玩具发出声音

( )会发出ma.pa.ba等声音

( )会发出kia. dadada. bababa等声音

❀12个月

( )能理解"给我""睡觉觉""过来"等词的意思

( )对说"拜拜"有反应

( )会模仿大人说话

( )常常说一些没有意义的话

( )能说1个或2个有意义的词, 如manman(吃饭).

  mama(妈妈)等

( )能模仿词的某个部分

❀1岁6个月

( )喜欢别人给她(他)讲图画

( )会用手指着画册里自己认识的东西

( )能理解简单的命令, 如"把书拿来""把垃圾

  扔掉"等

( )能说1个或2个有意义的词

( )能说3个以上有意义的词

( )能说出画中所认识的物体的名称

如果家长能够每月对表中的项目做记录, 就便于了解孩子听觉和语言的发育情况。如果每个月龄段达不到项目中的一半以上, 就应该跟有关的医生联系, 以排除听觉和语言发育的障碍。

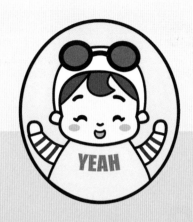

新生儿疾病筛查与耳聋基因筛查流程知多少？

医学检验科

在产科母婴同室病房，看到年轻的爸爸妈妈抱着刚出生的婴儿，动作虽然生疏和紧张，但是最引人注目的还是那温柔、宠溺的眼神和激动的心情。

对于每个家庭来说，最让人喜悦的莫过于一个健康宝宝的降临。所以当被告知要按照常规给新生儿采足跟血，并要签订一份新生儿疾病筛查告知书时，很多父母对此十分不解：

我的心肝宝贝怎么可能得什么病呢？

我们的宝宝刚出生，有脚有手的看起来超健康呢，为啥非要采足跟血呢？有这个必要吗？

我来解释一下……原因是这样的（此处省略10分钟）balabala……

家长（频频）点头：好的……好的……

（医生离开）

医生刚刚跟我说了几条重点来着？

今天我们就把整个流程给大家梳理一下，免得慌了神！

① 为什么要做新生儿疾病筛查和耳聋基因筛查呢？

很多家长会问："娃娃那么小就要挨针，而且要那么多血，好造孽哦，我可不可以不查嘛？"

宝妈宝爸不要慌，这个采血只是采集宝宝足跟内侧缘或外侧缘的末梢血，并不会对宝宝造成健康上的伤害。最主要的是，新生儿疾病筛查是给宝宝健康人生开展的第一道"安检"，是对严重危害新生儿健康的先天性、遗传性疾病进行的专项检查，是提供早期诊断和治疗的母婴保健技术，是降低出生缺陷发生的重要三级预防措施之一。

　　我国每年有20万~30万肉眼可见先天畸形儿出生，加上出生后数月和数年才显现出来的缺陷，先天残疾儿童总数高达80万~120万，占每年出生人口总数的4%~6%。很多患遗传性疾病的宝宝在新生儿阶段可能不会表现出来。如果当临床症状出现以后才被诊断、治疗，就为时已晚了。因此，我们必须做新生儿遗传代谢疾病筛查，才可以早发现、早治疗！

2 新生儿疾病筛查包括哪些检查呢？

　　华西第二医院新生儿疾病筛查主要是查：先天性甲状腺功能减低症（TSH）、苯丙酮尿症（PKU）、先天性肾上腺皮质增生症（17α-羟基孕酮）和葡萄糖-6-磷酸脱氢酶（G6PD）缺乏症这四项。

　　（1）什么？啥子是甲减？

　　先天性甲状腺功能减低症又叫先天性甲减，是儿童期常见的一种致残性疾病。实验室检查主要表现为TSH升高，早期是没有症状的，但等到出现症状，那就无法挽回了。

　　先天性甲减在临床的主要表现是智力低下，还可能出现身材矮小。2个月之内发现，通过终身治疗，智力可以没有障碍；假如超过10个月才发现，可能智力可以恢复80%左右；假如大于2岁后发现先天性甲状腺功能减退症，那个时候可能真的就……

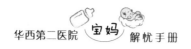

（2）啥子是苯丙酮尿症？

苯丙酮尿症（PKU）是一种常见的氨基酸代谢病。表现为苯丙氨酸（Phe）升高，除了可以引起躯体生长发育迟缓外，还可能引起智力发育迟缓，智商低于同龄正常儿童。其中，患该病的宝宝语言发育障碍尤为明显，提示大脑发育障碍。还有些宝宝有皮肤毛发表现，皮肤常干燥，容易有湿疹和皮肤划痕症。由于酪氨酸酶受抑制，使黑色素合成减少，患该病的宝宝可能眉毛、头发是黄色或者白色的。

（3）先天性肾上腺皮质增生症。

先天性肾上腺皮质增生症主要表现为17α-羟基孕酮升高。

因肾上腺分泌糖皮质激素、盐皮质激素不足而雄性激素过多，故临床上患病的宝宝会出现不同程度的肾上腺皮质功能减退表现，女孩表现为男性化，而男孩则表现为性早熟等。

（4）葡萄糖-6-磷酸脱氢酶（G6PD）缺乏症。

G6PD即G6PD酶先天性缺乏引起的一类疾病，俗称"蚕豆病"。

G6PD是红细胞代谢过程中不可缺少的酶。因为第一例G6PD缺乏症的发现是由于患者吃了蚕豆而引发了溶血性疾病，所以G6PD也被称为蚕豆病，主要表现为G6PD减少。G6PD缺乏症是隐性遗传疾病，在食用蚕豆、部分药物或者感染的情况下被诱发，导致溶血性贫血表现。

除了以上四项基础新生儿疾病筛查，还有许多遗传代谢疾病，目前已发现的遗传代谢疾病已逾16380种。

随着人类疾病谱的变化，新的遗传病还在不断地被发现和认识。华西第二医院针对常见的40多种遗传代谢疾病开展了"多种代谢疾病检测"项目。只需要一滴血，就可以通过国际先进的串联质谱方法，筛查出枫糖尿病、甲基丙二酸血症和戊二酸血症等40多种代谢性疾病。而这些疾病部分是可以通过早期干预和治疗减轻症状或者避免发病的，所以遗传代谢疾病的早诊断早干预早治疗非常重要。

目前，欧美发达国家和我国东部沿海地区都已经普及串联质谱疾病筛选方案。华西第二医院是四川省首家开展串联质谱筛查遗传代谢疾病的医院。自2014年开展至今，已筛查1000余例标本，发现多例甲基丙二酸、戊二酸和枫糖尿病等遗传代谢疾病。其中，有些宝宝通过早期的积极干预和治疗，目前和正常的孩子一样健康快乐地成长。

所以呢，必要的检查是很关键的。

耳聋基因筛查可以及早发现一部分遗传性因素先天性聋儿，以及早采取干预和康复措施。比如GJB2基因所导致的先天性耳聋，其患病的部位主要在耳蜗，患儿其他的听神经以及听觉传导通路和语言中枢都正常。因此，如果能在早期发现，我们可以通过人工耳蜗植入手术获得很好的康复效果。

新生儿疾病筛查还可以发现迟发性遗传性耳聋，避免诱导因素，延缓耳聋的发生。

耳聋基因筛查还可以发现一些潜在的药物性耳聋患儿。因为这部分孩子对氨基糖苷类药物非常敏感，小剂量运用此类药物即可引

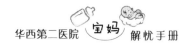

发极重度耳聋，因此也叫作一针致聋基因。一经发现，就可以给予这些有"特殊情况"的宝宝一些明确的、有针对性的用药提示，给他们办一个药物性指导卡，提示这类药物应终身禁用。

就算宝妈听力正常，也可能携带遗传性耳聋基因，从而遗传给下一代。因此，通过筛查可以检查宝妈是否携带遗传性耳聋基因，从而避免后代继续生育耳聋患者。

为了避免给家庭、社会带来沉重的负担，给宝宝最健康的人生，这个筛查是相当有必要的。

足底采血前准备

新生儿宝宝一般末梢循环较差，有些宝宝可能会手脚冰冷，才洗了澡的宝宝或低体重儿、双胞胎都有可能一次采集血液量不够。我们可以在采集足跟血前先把两只小脚用手捂热或者轻轻搓热脚掌帮助血液循环。如果是才洗完澡的宝宝，最好是穿好衣服等身体稍微暖和一点再采集。

标本采集

新生儿疾病筛查正常采血时间为出生72小时后，7天之内，并充分哺乳（对于早产儿、低体重儿、因疾病正在进行治疗的新生未采血儿，可根据情况推迟采血，但一般不超过出生后20天）。

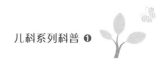

最后请大家牢记（摘自《成都市新生儿疾病筛查及耳聋基因筛查宣传指导手册》）：

生完宝宝要牢记，疾病筛查很重要；

产后三天做筛查，代谢遗传查一遭；

宝宝足跟几滴血，新筛过关全家安；

三级预防筑防线，及早治疗预后好。

不论是在华西院区还是锦江院区，宝妈宝爸第一次见到宝宝时，新生儿接待室老师会给宝妈宝爸一些宝宝的资料。

如果宝宝父母双方其中一位是成都市户口，那么就包含了新生儿疾病筛查和耳聋基因筛查的两张卡片；如果父母双方都不是成都市户口，那么就只有新生儿疾病筛查一张卡片（监护人为非成都市户籍可自愿缴费做耳聋基因筛查）。

在华西第二医院住院期间，只要当天11点前满72小时，检验科的采血人员就会到病床旁为宝宝采血；如果11点前未满72小时且又要出院的新生儿，需在新生儿满72小时后带上采血卡片到检验科采血大厅为宝宝采血。采血时需向采血人员提供父母其中一方的户口本（成都市户口）复印件（华西院区1份，锦江院区2份）。

多种代谢疾病检测的采血时间同新生儿疾病筛查，出生72小时之后，充分哺乳之后即可采血。

如果住院宝宝需自愿加做遗传代谢疾病，可以请主管医生增开具"多种代谢疾病检测"医嘱，同"新筛四项（免费）"一起采血。

如果是非住院宝宝，或者在外院出生的宝宝想自愿加做遗传代谢疾病检测，可以通过专科门诊或者便民门诊开具"多种代谢疾病检测"医嘱，再到检验科采血。

看一下，采血卡是长这个样子的！宝妈宝爸切记将宝宝的资料收好，不要弄掉啦！

成都市新生儿疾病筛查血样标本采集卡

成都市新生儿耳聋基因筛查采血卡

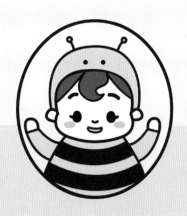

我不是"皮大王"，
我只是患了"多动症"

儿童保健科　伍晋辉

　　经过了九月的开学季，小朋友们重返校园，不少家长终于可以松一口气："终于开学啦！"

　　近来，小明的爸妈总是被老师请去喝"下午茶"，原来，小明是班上出了名的"熊孩子"。

　　上课注意力难以集中，听课时好发愣走神；每天作业直到深夜还经常完不成；常常丢三落四，昨天忘了铅笔盒，今天忘了红领巾；与他说话时，也常常心不在焉，似听非听，坐着的时候手脚动个不停，课堂上坐不住，甚至离开座位……

　　班主任建议父母带去医院检查，爷爷奶奶却觉得孩子小，皮一点没关系，长大自然就好了。但是妈妈看完小明这次的考试成绩后头痛不已，终于决定来医院试试！

　　最后，这些"熊孩子"的行为终于找到了原因——多动症。

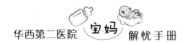 **多动症一定就多动吗？**

每一个被诊断为多动症儿童的家长似乎都存在一个疑问或者不服气，为什么有些孩子淘气是正常的表现，而我的孩子调皮就是多动症呢？

其实多动症又称为注意缺陷多动障碍（ADHD），是儿童期常见的一种心理行为疾病，目前普遍认为，ADHD是一种影响终身的慢性神经精神疾病。全球患病率高达7.2%，男：女=（4~9）：1，中国儿童和青少年ADHD总体患病率为6.26%。

多动症包括三大主症：

注意力缺陷、多动和冲动。

这就是为什么我们常常说，多动的儿童不一定是多动症，不多动的儿童也不一定不是多动症！专业地说就是，多动和多动症完全是两回事！

要理顺思路，请听我细细给大家介绍一下多动症的这三大表现……

（1）注意力缺陷。

遗漏细节，经常因粗心大意而犯错；注意力集中困难；在面对面的对话中，亦不能耐心聆听，或好像没在听；不能独立完成任务；不能组织工作或活动；健忘、容易遗失物品；容易分心。

（2）多动。

经常手舞足蹈、坐立不安，在不适当的场合，过度地奔跑或攀爬；不能安静地玩耍或进行活动，在不适当的时候，离开座位在教室乱跑，说话过多。

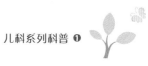

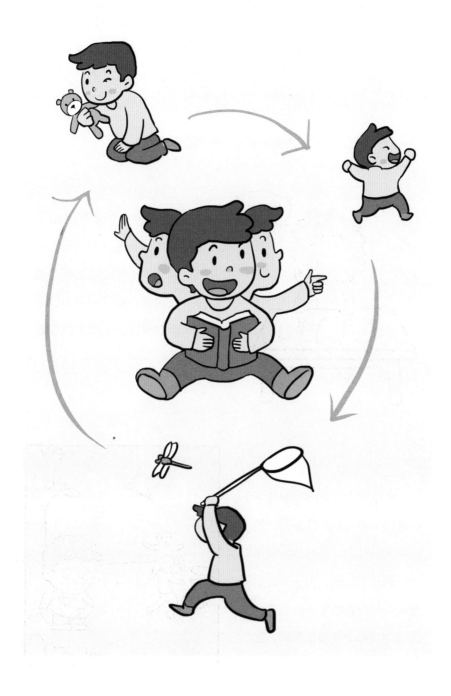

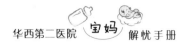
（3）冲动。

缺乏耐性，想到什么就要立刻做，未能顾及后果；很难等候轮到他；未听完问题便抢着回答；经常打断别人的谈话，或骚扰别人正进行的游戏。

 ADHD 对儿童的日常生活有影响吗？

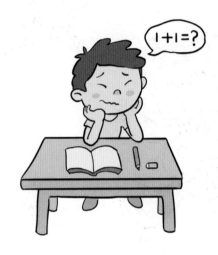

（1）学习。

由于患有ADHD的儿童注意力较差，上课时难以留心听老师讲解；学习时难以集中精神；做功课、考试时容易因粗心大意而犯错，因而影响学业成绩。

（2）社交。

由于患有ADHD儿童的活动量比一般同龄的儿童多，而自制力又较弱。当他们与同伴进行活动的时候，由于"过度亲密"可能会因为多言或冲动的行为，与同伴发生摩擦，影响社交关系。

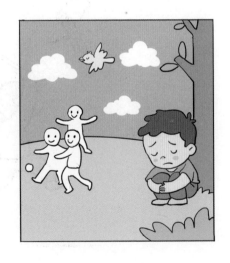

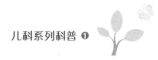

（3）行为。

患有ADHD儿童的行为问题很多时都受到家长和学校的关注。常见的行为问题包括：经常离开座位、骚扰同学或课堂秩序、违反校规等。

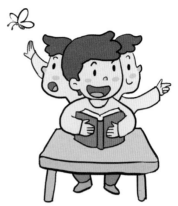

 ADHD 对儿童的心理有影响吗？

有！ADHD会导致儿童没有自信心、抑郁、焦躁、不安。

 什么原因导致孩子患 ADHD？

孩子患上ADHD的原因非常复杂，目前我们还没有发现确切的病因。但科学研究发现，患有ADHD孩子的大脑中的神经化学递质（如控制我们思维感觉方式的多巴胺、去甲肾上腺素等）出现了缺陷。

通俗点说，我们能够集中注意力、控制好自己的行为，都是大脑的功劳，但是大脑是通过每个大脑细胞之间的化学物质来实现这些功能的。患ADHD的孩子大脑中的这些化学物质的浓度失去了应有的平衡，导致大脑功能不足，不能正确发挥它总司令的作用，从而引发了不专心、好动的症状。

综合目前的研究结果，我们发现可能引发此问题的相关因素有：

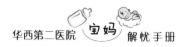

（1）基因：遗传。

（2）环境：早产、低出生体重、脑外伤、婴儿期睡眠障碍、母亲孕期吸烟饮酒、孕期压力、有机污染物、铅中毒、过量摄入糖/人造色素等。

（3）社会心理：儿童忽视/虐待、创伤后应激障碍。

事实上，由于ADHD是一种慢性疾病，所以光靠家长苦口婆心地劝说或严厉管教不仅不能改善症状，还会引发孩子的逆反心理。因此，一旦怀疑孩子得了ADHD，就应该及时去正规医院的发育行为儿科（儿童保健科）就诊。而一旦确诊，就应该接受规范治疗，并长期随访。

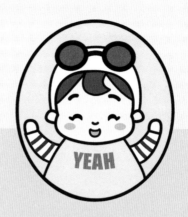

治疗"皮大王"，
儿保医生有一套

儿童保健科　伍晋辉

> "熊孩子"小明的故事，让我们认识了"多动症"（ADHD）。但不少家长又会提问了，ADHD到底需要如何治疗呢？怎样才能帮助小明，减少ADHD对他的伤害呢？

ADHD是一种慢性疾病，应以慢性疾病管理模式进行管理，制订完善的个性化治疗计划，其治疗计划需要教师、家长和医生共同参与，采用心理支持、行为矫正、家庭和药物治疗的综合措施，才能获得良好的效果。本篇文章中，我们将对目前的治疗方案进行介绍。

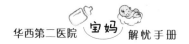

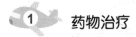 **药物治疗**

治疗ADHD的药物主要分为中枢兴奋剂和非兴奋剂两大类。药物治疗原则：根据个体化原则，从小剂量开始，逐步调整，达到最佳剂量并维持治疗，在治疗过程中，患者定期到医院随诊并对药物的疗效进行评估。

非兴奋剂的优势为：无药物依赖风险，药物作用可持续24小时。不良反应包括恶心，呕吐，食欲减退及嗜睡，疲劳等。可用于治疗患有共病，如抽动的ADHD患者。

中枢兴奋剂的药效时间为10～12小时，具有起效快的特点，常见的不良反应包括头痛、胃痛、食欲下降、失眠等。但应慎用于抽动、焦虑等共病患者。

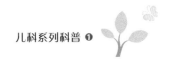

2 非药物治疗

非药物治疗主要包括父母培训、行为治疗、心理咨询、学校干预、脑电生物反馈等。

（1）父母培训。

了解有关ADHD的知识，对ADHD形成正确的认识，可以改善亲子关系。父母培训能让家长更好地理解患儿的行为表现，进行良好、正确的沟通；规范、正确地进行药物治疗。

（2）行为治疗。

❀ 正性强化法。

强调行为的改变是由行为后果所决定的，用于矫正不良行为，建立良好行为。正性强化法即每当儿童出现所期望的行为时，或一种符合要求的良好行为之后，采取奖励的方法，对其行为给予立即强化，以增强某一行为出现的频率或让某一期望的行为能保持下来。强化物一般包括社会性强化，如赞扬、鼓励；活动性强化，如奖励儿童做喜欢的游戏或活动，如看动画片；物质性强化，如给孩子买他喜爱的玩具、物品、食物或给予孩子一笔"好孩子基金"。

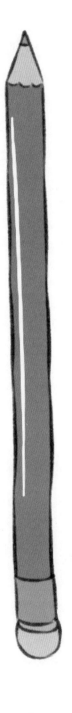

❀ 示范法。

个体呈现一定的行为榜样，以引起模仿该良好行为的治疗技术。儿童的许多行为是通过观察和学习而产生的，模仿与强化是学习的一种基本形式，示范法包括：

①现场示范：如让ADHD儿童在与同学一起学习的过程中，学习其他同学专心做作业等好的行为。

②参与模仿：如让ADHD儿童在与同学交流过程中，观察其他同学之间的友好交流方式，在家长的指导下模仿同学的交流方式。

在示范过程中，如患儿出现了模仿行为，要记录并及时给予强化，使所模仿的行为保持下来。

❀ 消退法。

通过停止对某不良行为的强化，从而使该行为逐渐消失的一种行为治疗方法。

❀ 暂时隔离法。

当ADHD儿童出现某种不良行为时，及时将该儿童隔离在一个单独的地方，利用隔离的这段时间，让他安静下来，懂得被隔离是因为自己有了不好的行为，并需要改变这种不良行为。

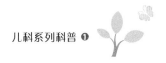

（3）学校干预。

建议家长告诉老师孩子ADHD的诊断和治疗计划，请老师及时反馈孩子在学校的行为表现。

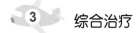

3 综合治疗

目前，一般采用"药物治疗＋非药物治疗"的综合治疗方案。2011年，美国儿科学会《儿童青少年ADHD诊断、评估和治疗的临床实践指南》推荐，对于4~5岁的学龄前期儿童，建议以行为治疗为主，如行为治疗无效，再考虑药物治疗；6~11岁学龄期儿童建议首选药物治疗，推荐药物治疗和行为治疗的联合疗法；12~18岁的青少年建议以药物治疗为首选，推荐辅以心理治疗。

4 定期随访

未进行药物治疗的儿童每年应至少随访2次(尤其是过渡期)。药物治疗在开始用药阶段每周随诊1次，维持阶段每3~6个月随访评估1次。

药物治疗是基础，也是首选治疗。在药物治疗的前提下，心理行为治疗才能发挥其作用。药物治疗和非药物治疗结合进行，能够发挥最大的治疗作用，而仅用非药物治疗，不能改变神经递质的紊乱，容易导致治疗效果不理想。如果仅仅因为顾虑药物副作用而延误了最佳治疗时机，是让人遗憾的。因为ADHD这种疾病对孩子的伤害和影响要比药物副作用严重得多。

家 长 提 问

孩子已经过度兴奋、多动不安，为什么还要用兴奋剂呢？

用兴奋剂的原因是这些药物可以帮助大脑保留更多一点的神经递质，从而帮助孩子集中注意力、控制冲动、组织计划和遵守日常规则。通过兴奋性药物治疗，ADHD患儿可以更好地完成学业和进行社交活动，遵守规则，从而保留正常的社会功能。

医生，可不可以先吃两天药试试效果呢？

ADHD不像感冒发烧，一两个礼拜就能好。2011年美国儿科协会临床指南中明确指出，ADHD需要按照慢性病管理模式来进行健康管理，就像高血压、糖尿病等常见慢性病一样。也就是说，需要长期遵医嘱坚持治疗，尤其是药物治疗，需要很好的依从性。三天打鱼，两天晒网，不仅症状得不到有效的改善，而且还会出现病情反复甚至加重。简单地说，前一阶段孩子因为服药而产生的好的变化和行为习惯，还没有得到巩固，就可能因为停药而"前功尽弃"。

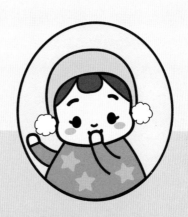

家有宠物，
怎样与"毛孩子"亲密相处？

急诊医学科　王炎

张三兴的妈妈最近很揪心，小三兴富有爱心，看见猫猫狗狗这些"毛孩"就想上去撸一番。

平时，三兴妈妈总是想，不要约束了孩子的童心，放任他去和这些毛孩子亲热。本来自己家中就养了条金毛，性格都还温顺，平时逗狗也没啥毛病。

但前几天，张三兴在逗一只流浪狗的时候因为不了解狗狗的脾气，被狗狗在手上咬了个口子。三兴妈赶紧把三兴送去医院，医生洗了老半天，回头还要打破伤风针，打狂犬疫苗。尤其是那个狂犬疫苗，要打上好几针。

想到这，张三兴妈妈心尖尖都扯起痛，跑防疫站麻烦且不说，娃娃还要挨好几针。再看屋里的金毛，也觉得好像不那么放心，但毕竟养了那么些年，感情还是深，舍不得说送走就送走，实在是纠结。

129

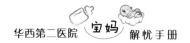

随着人们生活水平不断提高，对情感生活的需求也越来越强，宠物在城市中的数量也越来越多。狗和猫成了城市中最常见的宠物，其中又以狗狗多见。随之而来的就是犬咬伤事件的发生数量逐年攀升，其发生率波动于50～200件（十万人·年）。

犬咬伤发生在夏秋多于冬春，毕竟冬天衣服厚，咬了也咬在衣服上，不容易咬穿伤到皮肤。而从受伤部位来看，9岁以下的儿童以颜面部多见，9岁以上的则以上肢，尤其是右上肢多见。男孩多于女孩。

从流行病学的统计结果看，混血狗和纯种狗没有统计学差异，所以说某些犬种"无攻击性、不会咬人"，不足为凭，惹毛了条条狗都咬人。

犬伤事件的主角中，宠物狗多于流浪狗。这倒不是说宠物狗更凶更爱咬人或者恃宠而骄，而是一来宠物狗数量多于流浪狗；二来宠物狗与人接触的机会和时间明显多于流浪狗；三来在与流浪狗接触时人会更谨慎小心，而与宠物狗相伴时则可能因为熟悉而放松警惕。

所以各位家中不仅有孩子，还有"毛孩子"的宝妈宝爸，不要以为自家养熟了的就可以为所欲为，狗狗还是要尊严的。一些特殊的犬种如挪威那、斗牛犬、德国牧羊犬（俗称黑背）和经过训练的警犬甚至会造成更严重的咬伤。

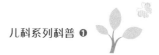

1 被狗狗咬伤后有哪些表现？

被狗狗咬伤后可能会有抓痕、开放伤口、淤伤、骨折，神经、血管损伤，局部组织、器官缺失，感染。

听起来就怪吓人的！

犬咬伤可能感染各种各样的病原体哦，这个问题可不简单。

犬咬伤后可能引起的病原体感染包括：

❀ 需氧菌：多杀巴斯德氏菌、链球菌属、葡萄酒菌属、奈瑟氏菌、卡诺氏二氧化碳噬胞菌。

❀ 厌氧菌：梭杆菌属、拟杆菌属、卟啉单胞菌属、普雷沃菌属。

❀ 病毒：狂犬病毒。

❀ 其他：钩端螺旋体。

为了区分犬咬伤的暴露严重程度，我们把犬咬伤做了个分级……

一级暴露（符合以下情况之一者）：

（1）接触或喂养动物；

（2）完好的皮肤被舔；

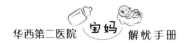

（3）完好的皮肤接触患狂犬病动物或人狂犬病病例的分泌物或排泄物。

二级暴露（符合以下情况之一者）：

（1）裸露的皮肤被轻咬；

（2）无出血的轻微抓伤或擦伤。

三级暴露（符合以下情况之一者）：

（1）单处或多处贯穿皮肤的咬伤或抓伤（"贯穿"表示至少已伤及真皮层和血管，临床表现为肉眼可见出血或皮下组织）；

（2）破损皮肤被舔舐（应注意皮肤皲裂、抓挠等各种原因导致的微小皮肤破损）；

（3）黏膜被动物唾液污染（如被舔舐）；

（4）暴露于蝙蝠（当人与蝙蝠之间发生接触时应考虑进行暴露后预防，除非暴露者排除咬伤、抓伤或黏膜的暴露）。

 为什么要做这样的分级呢？

 做这样一个分级的目的是指导治疗，不同的暴露分级对应不同的处理原则。

一级暴露：不用处理。

二级暴露：处理伤口，接种狂犬病疫苗。

三级暴露：处理伤口，注射狂犬病被动免疫制剂（抗狂犬病血清/狂犬病人免疫球蛋白），注射狂犬病疫苗。

所以家中养狗的各位又可以把心放回心窝里了，摸下狗，或者被狗舔一下、当铲屎官，都只算一级暴露，不需要处理；但相信动物唾液会消毒，有伤口了找狗狗来舔下的，就属于被流言毒害的案例了，伤口一舔就是三级暴露，狂犬疫苗和免疫球蛋白都跑不脱。

 被狗狗咬了，要咋个处理喃?

❀ 肥皂水和有一定压力的清水轮换清洗伤口至少15分钟。

❀ 尽快送医院。

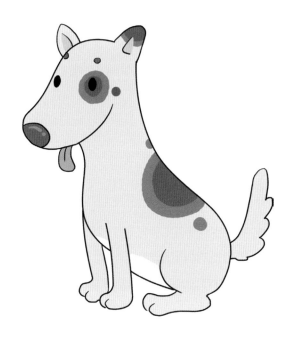

去了医院医生就喊抽血，还要喊取伤口的分泌物送培养，一哈就整脱几大百，还要喊照片，要不要做嘛？

血常规、C反应蛋白是反映炎症的最常用指标，基本每个考虑有可能有炎症的娃都应该查。伤口的分泌物培养费时虽久，却能在前面所说的那么多的病原中找出具体引起娃娃伤口感染的主凶，对医生后续选药有重要的指导意义，不做的话，万一后续治疗效果不好，换药时就会毫无头绪，缺少指向性。X片倒不是每个娃娃都必须做，但前面说的几种特别猛的，伤口深直到骨头的，有关节活动障碍或者假关节形成考虑有骨折的，肯定影像学检查还是应该要做的。毕竟医生不是超人，不能把肉眼当X光用。

我娃病原体培养也送了，说要2~5天才有结果，那结果还没出来，医生又说要吃抗生素，到底该不该吃嘛？

抗生素并不是所有患者都需要使用。但考虑到有些患者情况比较凶，有感染的高危因素，就可以考虑预防性使用抗生素，包括：

❀ 深部或污染伤口。

❀ 伤口广泛组织缺失或灌注差。

❀ 伤口在手足、颜面部或泌尿生殖道。

❀ 伤口涉及关节、肌腱和骨骼。

张三兴的伤口就正好在手上，正有预防性使用抗生素的指征。

医生说要打狂犬疫苗，还要打几针，要不要打嘛？

狂犬病预后极差，确诊的狂犬病没有治疗成功的报道，狂犬疫苗是犬咬伤暴露后必要的防护措施，成都市可以打狂犬疫苗的防疫站大家可以详见文末，现在贴心地为大家整理了出来。

狗狗跟我们感情也很深了，如果想继续养狗狗，我们咋个才能不遭狗咬嘛？

与宠物的正确相处方式

❀ 对儿童：不要接触陌生的狗，不要在狗进食、睡觉、喝奶时惊扰它们。

❀ 对家长：教会儿童温柔对待自家的宠物，不要留儿童单独和宠物相处。

❀ 对狗主人：给狗接种狂犬疫苗，教育狗不要咬人。记录狗对儿童的攻击性行为。当狗显露出攻击行为时寻求兽医的专业帮助。

成都市可以打狂犬疫苗的医疗机构

名　称	详细地址	电　话
苏坡医院	苏坡中鹏西路2号	87460726
文家社区卫生服务中心	文家乡文兴南路108号	87071159转822
新华少城社区卫生服务中心	万和路7号	18980043120
府南金沙社区卫生服务中心	双清南路9号	87345559
汪家社区卫生服务中心	下汪家拐21号	86159571
草堂社区卫生服务中心	锦里西路84号	18780198925
成飞医院	青羊区黄田坝经一路105号	87415120
成都市传染病医院	锦江区静居寺路18号	84519246
成都锦欣沙河堡医院	锦江区佳宏路29号	82333033/13032813883
锦江区三圣社区卫生服务中心	锦江区附江路8—26号	84675958/18980014416
锦江区第七人民医院	锦江区柳翠路199号	85970243/18080118962
锦江区龙舟社区卫生服务中心	锦江区龙舟路50号	18108261636/15828159040
成都锦江益民医院	锦江区经天路33号	15908107780/13540395655
四川省人民医院金牛医院	成都市金牛区花照壁中横街389号	62607120
成都大学附属医院	成都市金牛区二环路北二段82号	86432427
成都市金牛区第四人民医院	成都市金牛区解放路二段173号	83332951-8020, 8016
五块石社区卫生服务中心	金牛区蓉北商贸大道一段8号附21号	83112924; 18010563660
金建人民医院	成都市金牛区古柏路32号	028-60172257
成都市金牛区中医医院	成都市金牛区天回镇上街128号	83587238, 83578040
成都骨伤医院	成都市金牛区一环路西三段90号	87791076
成都市金牛区第二人民医院	成都市金牛区花牌坊街1号附6号	87651712-837
武侯区人民医院	广福桥街16号	85076122　81735565
武侯区第三人民医院	龙井中街109号	85019120
武侯区第五人民医院	金花镇金花横街2号	85371340-8028
西南民族大学校医院	一环路南四段16号	85522381
四川大学望江医院	一环路南一段24号	85400120
中国人民解放军5701厂医院	华锦路100号	85201823
望江路社区卫生服务中心	致民东路8号	85432976-8011
晋阳社区卫生服务中心	吉福北路33号	87439722-8103
双楠社区卫生服务中心	双元街107号附5号	85078239
跳伞塔社区卫生服务中心	林荫街19号	85440306-806
红牌楼社区卫生服务中心	董家湾北街7号	65556214
红牌楼龙爪社区卫生服务站	双安北巷3号	87030749-800
机投桥社区卫生服务中心	机投东街9号	87488609-8031
玉林社区卫生服务中心	电信南街1号	85581552
成都市成华区妇幼保健院	成华区成华大道新鸿路6号	84383261
成都市成华区青龙社区卫生服务中心	成华区青龙场致强环街277号	83511635, 83511849

引自：http://www.cdcdc.org/search/web/showSearchDetail/78563
更多信息请访问成都市疾病预防控制中心网站 http://www.cdcdc.org/